Geheime Künste

FARBTHERAPIE

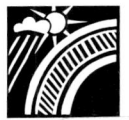

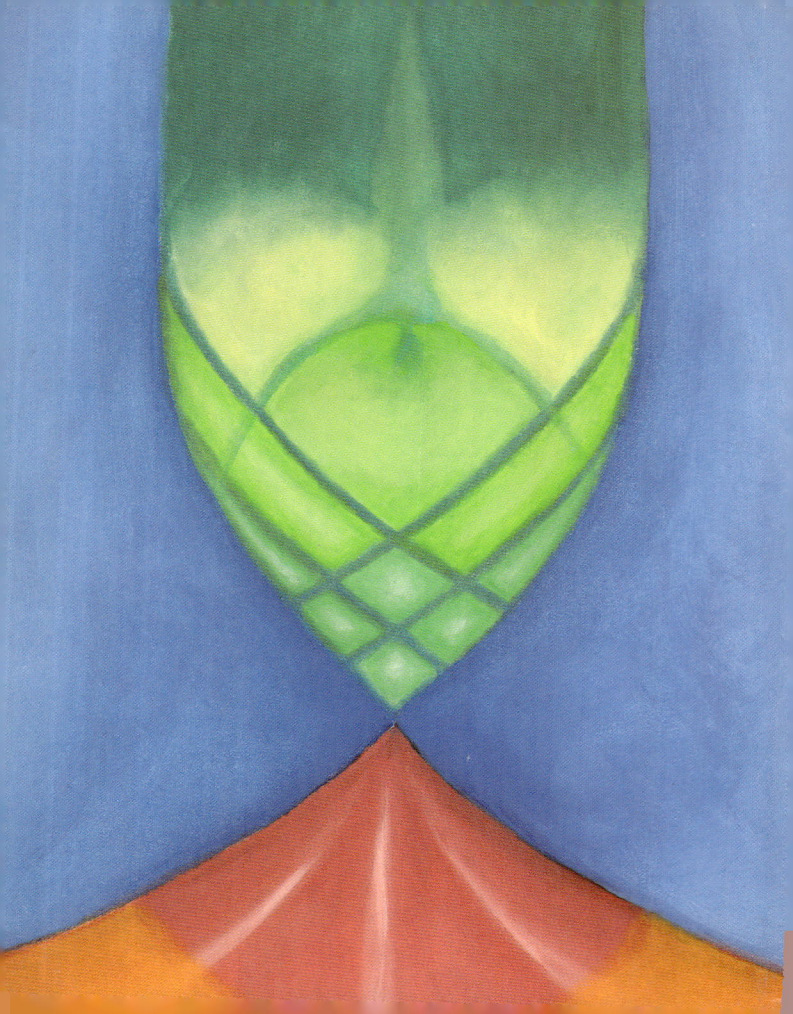

Geheime Künste

FARBTHERAPIE

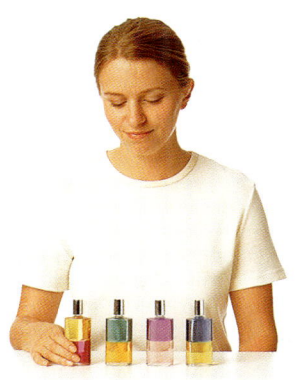

STEPHANIE NORRIS

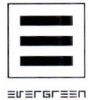

evergreen

Originalausgabe: Secrets of Colour Therapy

EVERGREEN is an imprint of
TASCHEN GmbH

© 2006 TASCHEN GmbH
Hohenzollernring 53, D-50672 Köln
www.taschen.com

Originalausgabe von
THE IVY PRESS LIMITED,
The Old Candlemakers, Lewes, East Sussex BN7 2 NZ
Herausgeber Sophie Collins
Editorial Steve Luck
Design Kevin Knight, Jane Lanaway
Lektorat Caroline Earle
Bilder Vanessa Fletcher, Trudi Valter
Fotografien Guy Ryecart
Illustrationen Kim Glass, Sarah Young, Andrew Kulman,
Ivan Hissey, Michael Courteney, Catherine McIntyre
Dreidimensionale Modelle Mark Jamieson
© Dorling Kindersley
© 2001 Urheberrechte The Ivy Press Limited

Produktion der deutschsprachigen Ausgabe:
Textcase, Hilversum, Niederlande
Übersetzung: Maggie Iten

Printed in China

ISBN-13: 978-3-8228-5637-6
ISBN-10: 3-8228-5637-1

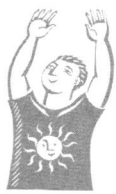

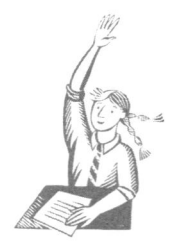

INHALT

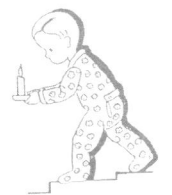
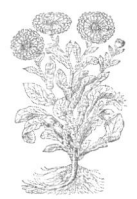
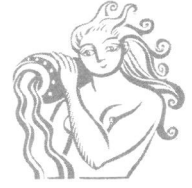
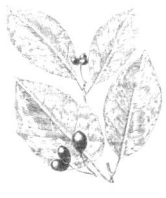

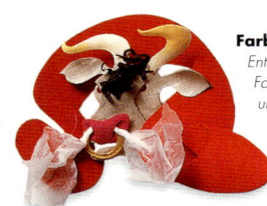

Farbpsychologie
*Entdecken Sie, wie jede
Farbe des Spektrums auf
unsere Stimmungen, Emotionen und Verhalten wirkt.*

DIE ANWENDUNG DIESES BUCHES

Zur einfachen Anwendung wurde „Geheime Künste der Farbtherapie" in vier
Teile unterteilt. Der erste Teil beschreibt wie Farbe früher zur Heilung verwendet
wurde und erklärt die dahinter liegenden wissenschaftlichen Prinzipien. Der
zweite Teil fokussiert die sieben Farben des Spektrums und deren Eigenschaften.
Der dritte Teil beschreibt die Methoden der Farbtherapie und enthält Ratschläge,
wie diese zu Hause genutzt werden können sowie Farbvisualisierung und Farb-
meditation. Der letzte Teil fokussiert die Wirkung von Farbe auf die Umgebung
und wie ein Gefühl der Harmonie mit den Farben, die uns täglich umgeben,
erreicht werden kann.

Weitere Informationen

Weder Herausgeber noch Autor
können für die in diesem Buch
beschriebenen Ereignisse, Aussa-
gen oder Glaubenseinstellungen
verantwortlich gemacht werden.
Sollten Sie unter körperlichen oder
psychischen Beschwerden leiden,
konsultieren Sie einen Arzt, bevor
Sie mit einer Farbtherapie beginnen. Farbtherapie ist nicht als
Ersatz für medizinische oder
psychiatrische Behandlungen
gedacht.

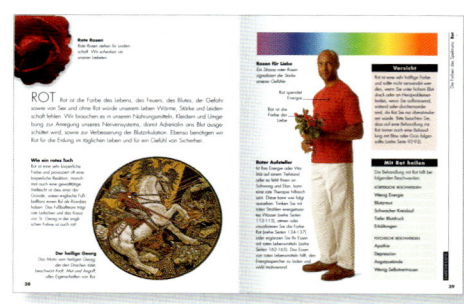

Praktische Informationen
*Die Eigenschaften jeder Farbe sind
auf praktischen, farbigen Seiten beschrieben.*

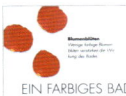

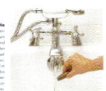

EIN FARBIGES BAD NEHMEN

Meditation

Temperatur

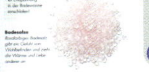

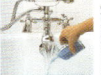

Ätherische Öle

Blau, Indigo und Violett

Behandlung zu Hause

Praktische Doppelseiten illustrieren die verschiedenen Heilmethoden für die Anwendung zu Hause.

Verschiedene farbige Bäder

Tageszeit

Abendliche Bäder

Das Reinigen des Aura

Detail

Schwarzweiße Seiten geben weitere Informationen und Details.

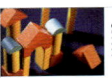

Klötzchenbauen

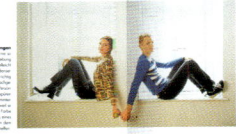

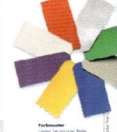

DIE FARBEN MIT DER SIE LEBEN

Farbliche Veränderungen

Farbmuster

Folgen Sie Ihrem Instinkt

Umgebung

Lernen Sie, wie Farben in Ihrer Umgebung inklusive Kleider und Inneneinrichtung, Ihren geistigen Gesundheitszustand verbessern.

Einführung

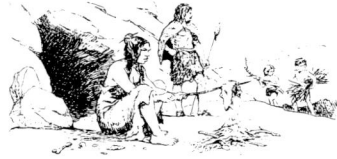

Überleben
*Farbe spielt seit jeher eine wichtige
Rolle für die Gesundheit, das Überleben
und die Kultur.*

Farbe ist ganz einfach Licht, ohne das niemand von uns leben könnte. Die Zellen in unserem Körper reagieren darauf und dies hat eine direkte Wirkung auf unser körperliches, emotionales, geistiges und spirituelles Wohlbefinden. Wir brauchen nur daran zu denken, wie intuitiv wir auf Farbe reagieren: mit Ehrfurcht bei einem Sonnenaufgang oder Hoffnung bei einem Regenbogen. Wir nehmen die Heilkraft automatisch wahr.

Die ersten Farbheiler

Unsere primitiven Vorfahren standen in engerem Kontakt zu den Heileigenschaften der Farben als wir dies heute tun. Aus ihren Beobachtungen in der Natur und der Umwelt lernten sie, dass gewissen Farben bestimmte Eigenschaften innewohnten. Diese Eigenschaften gelten heute noch. Zum Beispiel war Rot die Farbe des wertvollen Feuers, das ihre Körper wärmte und über dem sie das Essen zubereiteten; es war auch die Farbe des Blutes, das durch ihre Venen floss. Deshalb war Rot die Farbe des Lebens und nahm so eine wichtige Stellung in ihrer Kunst und in ihren Ritualen ein.

Farben und Pigmente

Dunkelblau oder Indigo waren die Farben des Himmels unter dem unsere Vorfahren nachts schliefen, um am nächsten Tag erholt aufzuwachen. Grün war die Farbe der Pflanzen, die sie in der Natur als Nahrung aber auch als Heilmittel suchten, wenn sie krank waren. Unsere Vorfahren verwendeten Farbe in Form von natürlicher Farbsubstanzen aus Pflanzen. Diese wurden zur Verzierung ihrer Körper verwendet. Aus zerriebenen Mineralien und zerdrückten Beeren wurden Pigmente hergestellt. Diese wurden für die Bemalung der Höhlenwände gebraucht.

Die Farbe der Umgebung

Wir drücken uns durch die Farben, die
wir tragen und die Farben, mit denen wir
unsere häusliche Umgebung gestalten,
aus. Wir werden also instinktiv von
bestimmten Farben angezogen, die wir
als Ausgleich für unsere innere Unausgeglichenheit benötigen, damit wir keine
körperlichen, geistigen oder emotionalen
Probleme entwickeln. Indem wir Farbe
essen, tragen oder uns damit umgeben,
uns also auf irgendeine Art und Weise ihr
aussetzen, heilen wir uns selber. Dies ist
der Kern der Farbtherapie und Teil einer
alten Weisheit, zu der wir im New Age
zurückgekehrt sind.

Elektromagnetisches Spektrum

Weißes Licht besteht aus verschiedenen Farben,
von denen das menschliche Auge nur 40
Prozent sehen kann. Jede Farbe hat eine unterschiedliche Wellenlänge und Vibrationsfrequenz.
Die für uns unsichtbaren elektromagnetischen
Wellen sind: Radiowellen, Infrarot, Ultraviolett,
Röntgen- und Gammastrahlen. Einige Menschen
glauben, dass wir mit unserem „dritten Auge"
(siehe Seite 37) Farben außerhalb des Sehver-
mögens wahrnehmen können.

DIE GESCHICHTE
DER FARBTHERAPIE

Die Farbtherapie hat ihren Ursprung in den Zivilisationen des alten Ägypten,
Indien, China und sogar Atlantis. In den runden Tempeln von Atlantis soll es spezielle Räume gegeben haben, in denen Menschen aus einer Kombination von
natürlichem Licht und Kristallen geheilt wurden. Die ägyptischen Tempel waren
so konstruiert, dass die Sonnenstrahlen für Heilprozesse gebündelt wurden. —
In ähnlicher Weise waren die großen Kathedralen des Mittelalters mit farbigem
Fensterglas ausgestattet, durch welches die Sonne schien und in dem die
Schwachen und Kranken ihre Gesundheit wieder fanden. Die Sonne wurde seit
jeher von den Menschen verehrt: Ihr Licht enthält alle Farben des Spektrums und
es ist seit früher Zeit für seine Heilkräfte bekannt.

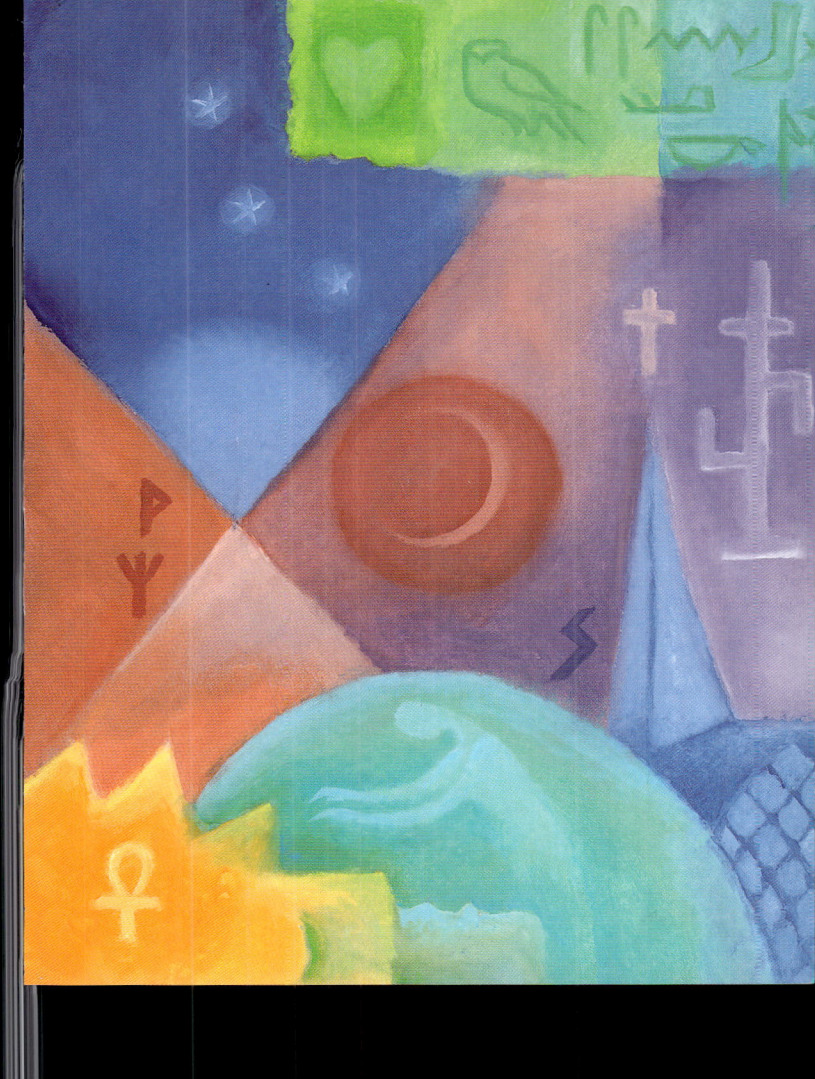

Die Lehre der Körpersäfte

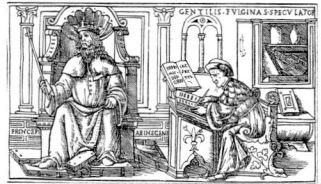

Farbbehandlung
Die großen Ärzte früherer Zeiten wie Avicenna verwendeten Farbe zur Behandlung von diversen Krankheiten.

Im Mittelalter wurden Krankheiten oder körperliches Ungleichgewicht nach der Lehre der Körpersäfte behandelt. Gemäß dieser Lehre gibt es vier Körperflüssigkeiten oder Humours – Blut, Schleim, schwarze Galle und gelbe Galle. Diese entsprachen den vier astronomischen Elementen: Feuer, Erde, Luft und Wasser (siehe Seiten 30-33). Sie wurden mit den Qualitäten von Hitze, Trockenheit, Kälte und Feuchtigkeit in Verbindung gebracht. Jeder Saft wurde also einer Farbe und einer Veranlagung oder einem Temperament zugeordnet. Ein Überschuss an rotem Blut wies auf einen Sanguiniker hin, fröhlich und optimistisch; war weißer Schleim dominant, galt die Person als Phlegmatiker, träg und unflexibel; gelbe Galle stand für einen Choleriker, reizbar und extrovertiert; schwarze Galle entsprach einem Melancholiker, pessimistisch und instabil.

Avicenna

Damals wurde angenommen, dass, wenn die Körpersäfte im Ungleichgewicht zu einander standen, die Behandlung mit der entsprechenden Farbe (siehe unten) sie wieder ins Gleichgewicht bringen würde. Diese Art von Farbtherapie war den Ärzten bereits in frühen Zeiten bekannt. Der persische Arzt Avicenna (930-1037) schrieb in seinem einflussreichen „Kanon", dass Rot die Blutzirkulation anregt. Wenn also jemand sehr stark blute, solle er dementsprechend nichts Rotes anschauen, sondern vielmehr etwas Blaues betrachten, da Blau eine beruhigende Wirkung habe und so den Blutfluss verlangsame. Folglich verschrieb er seinen Patienten, inspiriert von den Werken berühmter Philosophen und Ärzten wie Aristoteles, Pythagoras und Hippokrates, farbige Salben, Verbände und Blumen zur Behandlung von Krankheiten.

Paracelsus

Einer der bekanntesten Ärzte der Renaissance war ein Schweizer, der sich selber Paracelsus (1493-1541) nannte. Er war ein Mann mit außergewöhnlichen Heilkräften, der Farbe bei der Heilung von Patienten verwendete. Ebenso wendete er Kräuter, Musik und viele andere Formen alternativer oder komplementärer Medizin an, die heute an Popularität gewinnen. Sein Name bedeutete „größer als Celsus", der bekannte Arzt des antiken Roms. Paracelsus' freimütige Kritik an der Obrigkeit verschaffte ihm viele Feinde. Während seiner Lebzeiten wurde seiner Arbeit keine große Anerkennung zuteil.

Hippokrates

Hippokrates (um 460-377 v. Chr.) teilte die Menschen in die vier Elemente ein: Männliche in Feuer (Rot) und Luft (Gelb), weibliche in Erde (Grün) und Wasser (Blau).

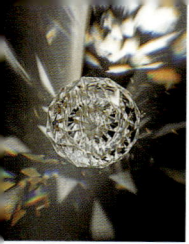

Kristalllicht
Ähnlich einem Prisma bricht ein Kristall das Licht in die Farben des Spektrums.

DIE ENTDECKUNG DER FARBE

Der englische Mathematiker und Physiker Sir Isaac Newton (1642-1727) ist bekannt für seine Formulierung des Schwerkraftgesetztes, aber er hat auch die Entstehung des Farbspektrums entdeckt. Diese Entdeckung geschah per Zufall, weil die Universität von Cambridge wegen der „großen Pestepidemie" geschlossen war und er seine Studien zu Hause weiterführen musste. Newtons Arbeit ist die Grundlage der heutigen Auffassung von Farben.

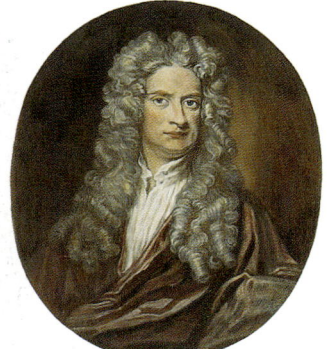

Newton
Newtons Theorie der Lichtbrechung wird auf spektakuläre Weise vom Naturphänomen des Regenbogens veranschaulicht.

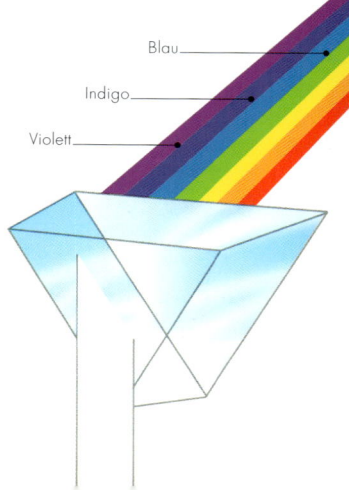

Blau

Indigo

Violett

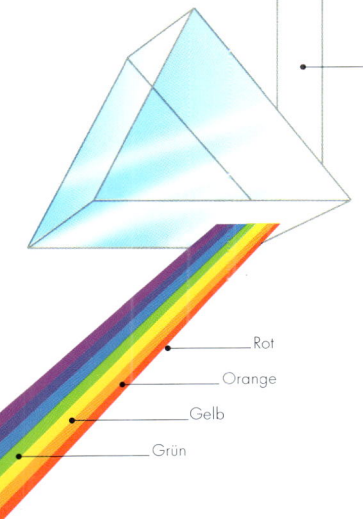

Weißes Licht wird in ein Spektrum von sieben Farben gebrochen, wenn es durch ein Prisma fällt.

Rot
Orange
Gelb
Grün

Newtons Prisma

Während Newton zu Hause die Natur des Lichts erforschte, experimentierte er, indem er das einfallende Sonnenlicht durch ein Prisma scheinen ließ. Dabei entdeckte er, dass das Licht in die Farben des Spektrums gebrochen wurde. Bei weiteren Experimenten stellte er fest, dass jede Farbe einen anderen Bruchwinkel hat, und dass dies der Grund ist, dass Farbe für das menschliche Auge als Rot, Orange, Gelb etc. sichtbar wird. Ebenso fand er heraus, dass wenn das Prisma auf den Kopf gestellt wird, die Farben sich wieder zu weißem Licht vereinen. Newton schloss daraus, dass Licht aus Wellen besteht, und dass jede Farbe eine andere Wellenlänge und eine unterschiedliche Frequenz hat. Dies ist die Geschichte der wissenschaftlichen Erklärung von Farbe.

D.P. Ghadiali

Es war der Hindu D.P. Ghadiali (1873-1966), der anfangs des zwanzigsten Jahrhunderts in den USA arbeitete, der die wissenschaftlichen Prinzipien hinter der Wirkung, die die verschiedenen Farben auf den menschlichen Körper haben, festhielt. Er fand heraus, dass es für jeden Organismus oder jedes System eine anregende Farbe gab und eine andere Farbe, die letzteres beeinträchtigte. Somit kann bei einem Körperteil, der nicht normal funktioniert, das Gleichgewicht durch Anwendung mit der entsprechenden Farbe wieder hergestellt werden.

Edwin Babbitt
und Rudolf Steiner

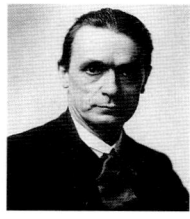

Steiner
*Rudolf Steiners Farbideen werden noch
heute in den Schulen verwendet, um
Kinder zum Lernen zu ermutigen.*

Einer der wichtigsten Pioniere der Farbtherapie war der Amerikaner Edwin D. Babbitt (1828-1905). Sein Hauptwerk „Die Prinzipien von Licht und Farbe" löste bei seiner Erscheinung 1878 einen ziemlichen Wirbel aus. In seinem Buch beschreibt Babbitt die verschiedenen heilenden Wirkungen der Farben des Spektrums. Er kategorisierte Rot als Blutanregend, Blau als beruhigend und Orange und Gelb als Nervenstimulierend. Dementsprechend verordnete Babbitt Rot als Therapie bei Lähmungen, Blau bei Entzündungen und nervösen Zustände und Gelb als Abführmittel. Auch entwickelte Babbitt verschiedene Arten von Farbbehandlungen wie die Chromalume, eine Art Kabine, in welche sich der Patient setzen, und im Sonnenlicht, das durch getönte Glasfenster einfiel, baden konnte. Viele von Babbitts Entwicklungen waren verboten, wurden aber als Prototypen zur Hilfe der Farbbehandlung angewandt und werden heute noch verwendet.

Rudolf Steiner

Der österreichische Philosoph und Erzieher Rudolf Steiner (1861-1925) verwendete Farbe in seinen spirituellen Lehrmethoden. Obschon als Wissenschaftler ausgebildet, begann Steiner schon früh mit der spirituellen Realität, die noch nicht mit den Begriffen der materiellen Welt erklärt werden konnte, zu experimentieren. Später gründete er die Anthroposophie, eine Bewegung mit dem Ziel, die spirituelle Sichtweise und Selbsterkenntnis der Menschen zu fördern. Dies führte zur Gründung der Steiner-Schulen. Steiners erstes Zentrum für spirituelles Lernen, das Goetheanum in Dornach, Schweiz, hatte farbige Glasfenster zur Demonstrierung der unterschiedlichen Wirkung von Farbe. Blau vermittelt Friede, Grün Harmonie, Violett fördert Selbstrespekt und Rosa ein Gefühl von bedingungsloser Liebe. Heutzutage ist diese Ansicht an den Steiner-Schulen in jeder Entwicklungsstufe wiedergegeben, mit leuchtenden, warmen Farben für die jüngeren, und kälteren Farben für die älteren Kinder.

Steiner und Goethe

Steiner war stark beeinflusst von J.W. von Goethe (1749-1832), dem deutschen Dichter. Goethe war auf Kriegsfuss mit Newton und seiner Lichttheorie (siehe Seiten 14-15). Er fand, dass Farben nur unter gewissen Umständen mit den Augen wahrgenommen werden konnten und nur eine Kombination von hell und dunkel wären. Goethes Theorie hat die Wissenschaft nicht überzeugen können.

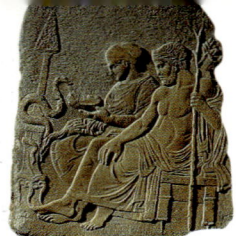

Heilende Götter

Alte Götter und Gottheiten der Heilkunst haben die Farbtherapeuten von heute inspiriert.

THEO GIMBEL Kann als „Gründervater" der modernen Farbtherapie, vor allem in England, beschrieben werden. Der Bayer, der England zu seiner Heimat gemacht hat, wurde stark von den Werken Goethes und Steiners beeinflusst. Trotzdem hat er seinen eigenen Ansatz der Farbtherapie erarbeitet, abgeleitet von den alten esoterischen Lehren.

Farbpionier

Es waren Gimbel's Erfahrungen als Kriegsgefangener in Russland und später als Lehrer von mental behinderten Kindern, die zu seinem lebenslangen Interesse für die Wirkung von Farbe führten. Nach vielen Jahren der Forschung gründete er das Hygeia-College für Farbtherapie, das passenderweise nach der griechischen Göttin der Gesundheit benannt wurde. An diesem College unterrichtete Gimbel viele der heutigen Farbtherapeuten. Gimbel war beeinflusst von Goethe und dieses Bild zeigt einen Ausschnitt der Farbbrechung aus einem von Goethes Werken über Farbe: *Zur Farbenlehre.*

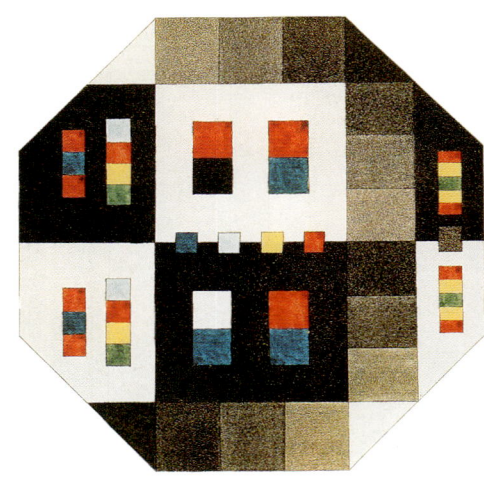

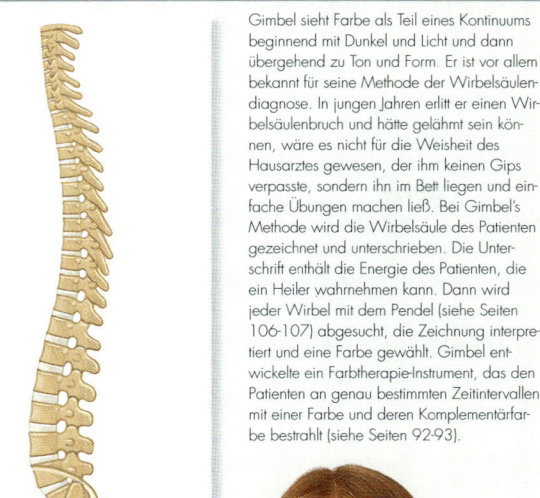

Gimbel sieht Farbe als Teil eines Kontinuums beginnend mit Dunkel und Licht und dann übergehend zu Ton und Form. Er ist vor allem bekannt für seine Methode der Wirbelsäulendiagnose. In jungen Jahren erlitt er einen Wirbelsäulenbruch und hätte gelähmt sein können, wäre es nicht für die Weisheit des Hausarztes gewesen, der ihm keinen Gips verpasste, sondern ihn im Bett liegen und einfache Übungen machen ließ. Bei Gimbel's Methode wird die Wirbelsäule des Patienten gezeichnet und unterschrieben. Die Unterschrift enthält die Energie des Patienten, die ein Heiler wahrnehmen kann. Dann wird jeder Wirbel mit dem Pendel (siehe Seiten 106-107) abgesucht, die Zeichnung interpretiert und eine Farbe gewählt. Gimbel entwickelte ein Farbtherapie-Instrument, das den Patienten an genau bestimmten Zeitintervallen mit einer Farbe und deren Komplementärfarbe bestrahlt (siehe Seiten 92-93).

Wirbelsäulendiagnose
Bei Gimbel's Methode unterschreibt der Patient die Zeichnung seiner Wirbelsäule. Dann wird jeder Wirbel mit dem Pendel für die richtige Farbtherapie abgesucht.

Die Geschichte der Farbtherapie **Theo Gimbel**

Moderne Farbanwendungen

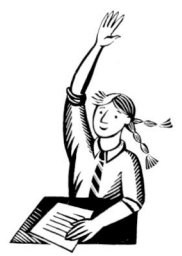

Umgebung
*Farbe wird in verschiedenen Umgebun-
gen verwendet, um das Verhalten
der Menschen in gewisser Weise
zu beeinflussen.*

Die Arbeit der Pioniere der Farbtherapie wurde von den wissenschaftlichen und technologischen
Fortschritten der modernen Medizin
überschattet. Aber während die moderne Medizin schon längst die unsichtbaren Farben am Ende des Farbspektrums,
Infrarot und Ultraviolett, anwendet,
haben Ärzte erst vor kurzem mit der
Anwendung der sichtbaren Farben
begonnen. Vor allem blaues Licht hat
sich als äußerst effizient bei der Behandlung von verschiedenen körperlichen und
seelischen Krankheiten wie Krebs und
Magersucht erwiesen. Im Allgemeinen
kann gesagt werden, dass sich das
Bewusstsein der Mediziner um die physische und psychische Wirkung von Farbe
gesteigert hat. Dies kommt zum Beispiel
bei der Wahl der Kittel des Operations-
personals zum Tragen: Grün für Harmonie und Hellblau zur Beruhigung und für
Kälte.

Stimmungsveränderer

Andere Berufe und Institutionen wie
Gefängnisse und Schulen setzen bestimmte Farben ganz gezielt ein. In Gefängnis-
sen bewirken hellrosa gestrichene
Wände eine Verminderung von Aggressionen und gewalttätigem Verhalten unter
Insassen; in Schulen fördert Gelb die Lern-
motivation der Schüler. Gelb ist jedoch
eine Farbe, die in einem Umfeld von gei-
steskranken oder gestressten Menschen
vermieden werden sollte, da diese die
Leidenden überstimulieren könnte.

Künstliches Licht

Natürliches Licht ist gesund, gewisses
künstliches Licht hingegen kann schäd-
lich sein für Menschen, die ihm direkt
ausgesetzt sind, sei es im Büro oder
anderswo. Zum Beispiel reagieren Menschen negativ auf fluoreszierendes Licht,
da es keine Farben des blauen Endes
des Spektrums aufweist und sehr schnell
flackert. Es kann der Auslöser für Kopfschmerzen und Stress sein.
Der Photobiologe Dr. John Ott entwickelte eine Neonröhre mit dem ganzen
Spektrum, die heute in vielen Büros im
Einsatz ist. Diese kommt dem Tageslicht
sehr nahe und ist deshalb viel gesünder.

Theo Gimbel (siehe Seiten 18-19)
erforschte die Straßenbeleuchtung mit
Natriumlampen und zeigte auf, dass
diese ein negatives Umfeld schaffen,
das zu Depressionen und Kriminalität
führen kann. Er plädiert deshalb für
Straßenlampen, deren Licht am blauen
Ende des Spektrums liegt.

DIE FARBEN
DES SPEKTRUMS

Licht, oder genauer gesagt die Farben, die für das menschliche Auge wahr-
nehmbar sind, nimmt nur einen kleinen Teil des elektromagnetischen Spektrums
ein. Dieses Spektrum beinhaltet infrarotes Licht am einen Ende und ultraviolettes
Licht am andern Ende. Ebenso beinhaltet es Röntgen — und Gammastrahlen,
Radio — und Mikrowellen; die letzten sind so benannt, da sie, wie das übrige
Spektrum, die Energie in Wellen ausstrahlen. Die Distanz von einem Wellen-
kamm zum anderen, bekannt als Wellenlänge, bestimmt, um welche Welle es
sich handelt. Die Wellenlänge variiert abhängig von der Farbe; die längste ist
am roten Ende des Spektrums, die kürzeste am violetten Ende. Diese sieben
Farben: Rot, Orange, Gelb, Grün, Blau, Indigo und Violett, sind auch als die
sieben Strahlen bekannt.

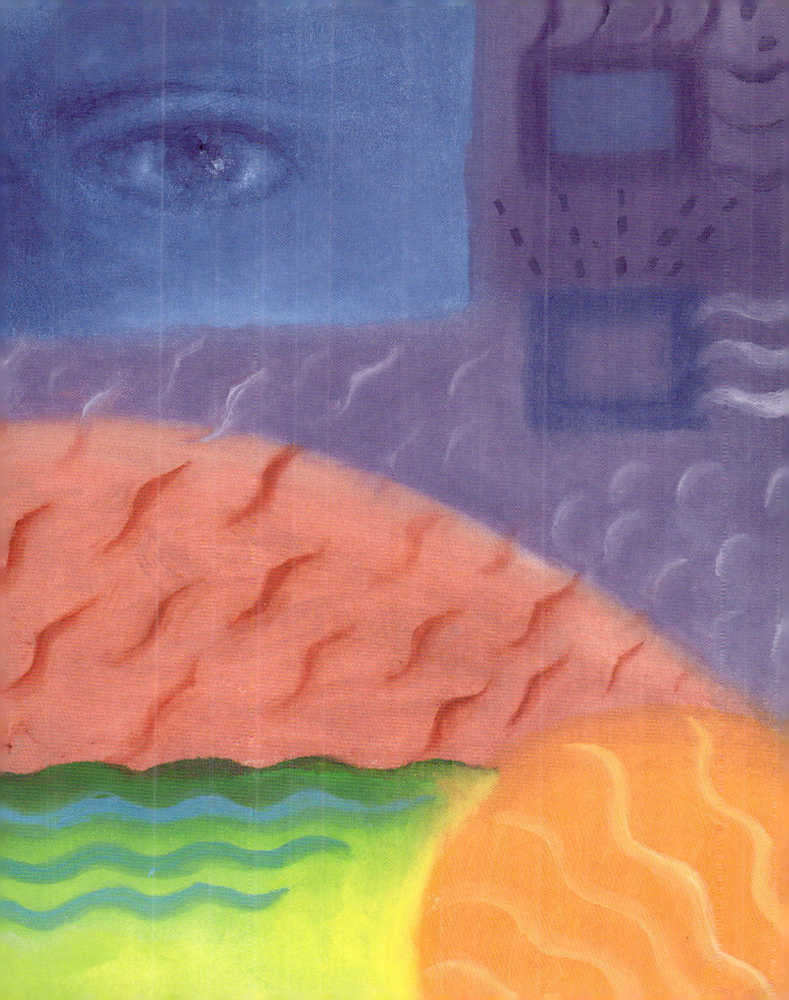

Wie Wir Auf Farbe Reagieren

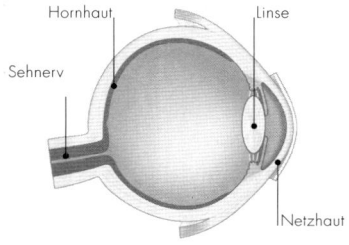

Hornhaut
Linse
Sehnerv
Netzhaut

Das Auge
Das Licht gelangt über die Augen, wo es von der Netzhaut in Farbe gebrochen wird, in den Körper.

So wie die Farben des Spektrums anhand eines Prismas sichtbar gemacht werden (siehe Seiten 14-15), so entsteht ein Regenbogen, wenn die Sonnenstrahlen in den Regentropfen gebrochen werden. Je größer die Tropfen, desto leuchtender die Farben. Die Linse des Auges reagiert ganz ähnlich, indem sie das Licht bricht oder seine Richtung ändert, indem sie es auf die Netzhaut, die lichtempfindliche Membran im Auginneren, lenkt. Dort stimuliert das Licht zwei Arten von Zellen, die Stäbchen- und die Zapfenzellen. Die

Stäbchenzellen reagieren auf schwaches Licht und ermöglichen den Tag-Nacht und hell-dunkel-Unterschied. Die Zapfenzellen sind farbempfindlich und reagieren auf die Wellenlänge der drei Hauptfarben: Rot, Grün und Blau. Fällt Licht auf diese Zellen, wird ein Nervimpuls ausgelöst, der über den Sehnerv ans Hirn weitergeleitet wird, wo das Bild entsteht. Dies ist wie wir Farbe wahrnehmen.

Farbe, Hormone und Verhaltensweisen

Farben lösen in unserem Körper biochemische Reaktionen aus, die die wichtigsten Drüsen, wie die Hirnanhangdrüse, welche die Hauptdrüse des endokrinen Systems ist, anregen. Diese Drüse produziert die Hormone, die unsere Körperfunktionen steuern wie das Schlafmuster, die Sexlust, die Metabolismusrate, den Appetit und so weiter, sowie unsere Stimmungen, Gefühle und Verhaltensweisen. Zwei der wichtigsten Hormone sind Melatonin und Serotonin, die beide von der Zirbeldrüse im Hirn ausgeschüttet werden. Die Ausschüttung von Serotonin wird am Tag angeregt und die von Melatonin in der Nacht. Serotonin hat eine erbauende Wirkung, denn es hilft uns wach und aufmerksam zu bleiben, Melatonin hingegen hat einen beruhigenden Einfluss und hilft beim Einschlafen.

Saisonale Depression (SAD)

Es wurde festgestellt, dass Menschen, die unter einer saisonabhängigen Depression leiden, einen hohen Melatoninspiegel aufweisen. Dies ist eine besondere Art von Depression unter der viele Menschen in den Wintermonaten wegen mangelndem Sonnenlicht leiden. Symptome sind ein extremes Schlafbedürfnis, Müdigkeit und keine Lust auf Sex. Diese Menschen reagierten positiv auf die Behandlung mit weißem Vollspektrumlicht.

Genetische Programmierung

Es wird vermutet, dass diese direkte Reaktion auf den Farbmangel im Winter genetisch programmiert ist. Dies geht zurück auf die Zeit als wir, wie die Tiere, im Winter in eine Art Winterschlaf verfielen, um überleben zu können, wenn das Wetter extrem und das Essen rar wurde.

Rosarote Brille
Etwas durch die rosarote Brille zu betrachten bedeutet, etwas verschönert wahrzunehmen.

DIE PSYCHOLOGIE VON FARBE

Den tiefen Eindruck den Farbe auf unsere Stimmungen, Emotionen und Verhaltensweisen macht, spiegelt sich in unserem alltäglichen Sprachgebrauch wider. Wir verweisen unbewusst auf die Farben, die unsere Gefühle wiedergeben oder unser Verhalten erklären. Diese Sprichwörter sind eine gute Form von Kommunikation, da die darin enthaltenen Farben allen bekannt sind.

Grün vor Neid
Grün vor Neid oder Eifersucht bedeutet, dass man emotional unausgeglichen ist – Grün ist die Farbe, die uns im Gleichgewicht zwischen dem warmen roten Ende des Spektrums und dem kalten blauen Ende hält.

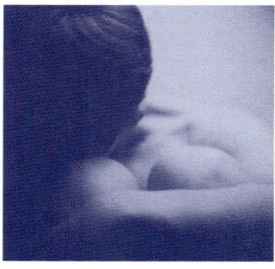

The blues
Schwarz sehen
Wenn wir sagen, dass wir „schwarz sehen", kommunizieren wir, dass wir einsam und niedergeschlagen sind.

Rot sehen

Wenn wir sagen, dass wir „Rot sehen" oder „ein rotes Tuch vor den Augen haben", beschreiben wir eine unvermittelte Reaktion der Wut oder Aggression. Dies ist ein Vorgang, der in uns allen tief verwurzelt ist. Wären unsere Vorfahren Gefahren nicht mit dem Willen zu kämpfen oder zur Kraft des Wegrennens, die so genannte „Kampf oder Flucht"-Reaktion, ausgestattet gewesen, hätten wir uns nicht weiterentwickel .

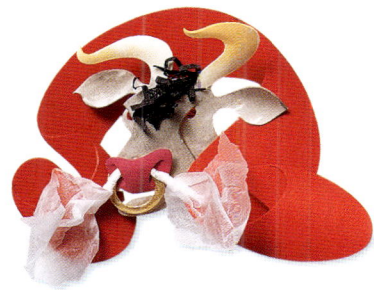

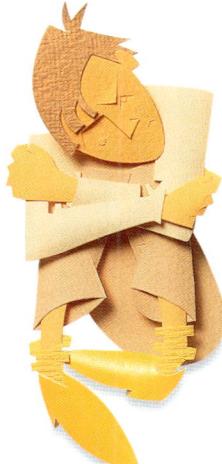

Gelb im Gesicht

„Gelb im Gesicht" wird oft verwendet, um jemanden zu beschreiben, der so eifersüchtig ist, dass er sich zurückzieht.

Bunter Hund – schwarzes Loch

Ein „bunter Hund" ist jemand, der sein Leben in vollen Zügen und mit allen Extremen genießt. Der Begriff „blumige Sprache" bezeichnet Schimpfwörter, in die eine Menge körperliche Energie für die Gestikulation fließt. Wir sprechen von einem „schwarzen Loch", in das wir fallen, wenn wir niedergeschlagen sind. Schwarz wird hier im Gegensatz zu bunt verwendet.

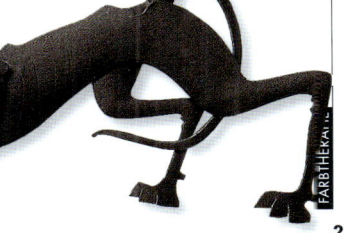

Farbe und Persönlichkeit

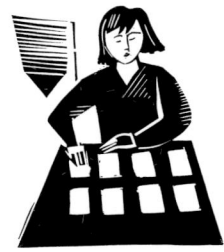

Ihre bevorzugte Farben
Die Farben, die Sie auswählen, sagen viel darüber aus, wie Sie sind und was Sie mögen.

Wir alle haben unsere Vorliebe für eine bestimmte Farbe und diese sagt eine Menge über uns aus, psychologisch wie physisch. Der Schweizer Psychologieprofessor, Max Lüscher, ist bekannt für die Entwicklung seines Farbtests zur Anlayse der Farbwahl von Menschen anhand Ihres Persönlichkeitstyps.

Beim Lüscher-Farbtest werden Personen dazu animiert, Farben aus einer Reihe von Farben ihrem Vorzug nach einzuordnen. Jemand der Rot wählt, ist ziemlich sicher bestimmt oder aggressiv, willensstark und zuversichtlich und vom „roten" Persönlichkeitstyp. Hingegen ist jemand, der Blau wählt, eher scheu oder etwas abgehoben und vom „blauen" Persönlichkeitstyp.

Es gab einige Widersprüche bei der Wahl der Farben, die Lüscher für seinen Test ausgesucht hatte, vor allem weil Braun, Grau und Schwarz eigentlichen Spektrumsfarben sind. Seither wurden neue Tests entwickelt. Es kann auch gesagt werden, dass jemand vom roten Persönlichkeitstyp, zum Beispiel mit hohem Blutdruck oder einer aufbrausender Art, Rot als Farbe meidet und eher das gegenüberliegende kühlende Blau wählt. Die Farben, die uns ansprechen, sind meist die Farben, die wir brauchen.

Farbe ist persönlich

Unsere Farbwahl ist sehr persönlich; die Kleider, die wir tragen, die Dekoration unseres Zuhauses, das Auto, all diese Dinge machen eine persönliche Aussage über uns selbst. Wenn wir uns entschließen, die Farbe in unserem Schema zu ändern wie einen Raum andersfarbig zu

streichen oder eine andere Farbe zu tragen, so sagen wir etwas über uns selbst
aus, ob wir es wollen oder nicht. Es ist
wichtig, dass Sie von den Farben umgeben sind, die Sie mögen, denn sie werden eine positive Wirkung auf Sie
haben. Eine Farbe kann für Sie von spe-
zieller Bedeutung sein, da Sie sie mit
einer glücklichen Erinnerung, vielleicht
aus der Kindheit, in Verbindung setzten.
Wenn Sie jetzt zum Beispiel in der Stadt
wohnen, aber auf dem Land aufgewach-
sen sind, kann es sein, dass Sie sich
nach grünen Feldern sehnen. Ein Spaziergang in der Natur ist das, was Sie
zum Auftanken brauchen. Oder hängen
Sie Landschaftsbilder mit viel Grün in
Ihrer Wohnung auf.

Pendeln für Farbe

Wenn Sie nicht sicher sind, welche Farbe Sie
momentan benötigen, versuchen Sie es mit
Pendeln (siehe Seiten 106-107). Wenn Sie
die Farbe gefunden haben, werden Sie feststellen, dass Sie die Farbe selber magisch
anziehen. Plötzlich wird Sie Ihnen überall
erscheinen: auf einem Kleid oder T-Shirt, das
jemand trägt, in der Werbung, auf Plakaten
oder auf dem Markt.

ASTROLOGIE UND FARBE

Es gibt zwölf Sternzeichen, zehn Planeten und vier Elemente (Feuer, Erde, Luft und Wasser). Feuer wird in Verbindung gebracht mit der Farbe Rot, Erde mit Grün, Wasser mit Blau und Luft mit Gelb oder Hellblau. Die Sternzeichen sind in Feuer-, Erde-, Luft- und Wasserzeichen aufgeteilt (siehe Seiten 32-33). Die Planeten stehen in den Zeichen. Ein Astrologe kann anhand Ihres Geburtsdatums ausrechnen, welche Planeten in Ihren Zeichen oder Elementen stehen, um herauszufinden, welche Farben dominieren und welche fehlen.

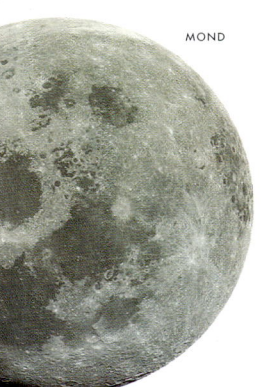

MOND

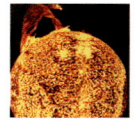

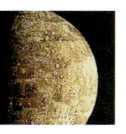

Die Sonne
Die Sonne als männliche aktive Energie ist goldgelb und hat eine feurige Energie, die zu gefährlich ist, um sich ihr lange aussetzen zu können.

Merkur
Der Planet von Geist und Kommunikation wird normalerweise als hellblau oder gelb dargestellt, der Farbe des Intellekts.

Mars
Der Planet für Tatendrang, Aggressionen und Krieg ist eindeutig rot.

MARS

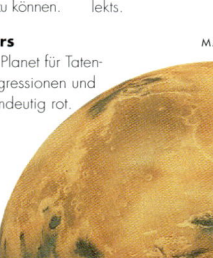

Der Mond
Der Mond hingegen ist die weibliche und empfangende Energie. Er ist silberweiß und in seinem strahlenden Schein versuchen wir vom grauen Alltag in eine andere Realität zu entfliehen.

URANUS

Früher und heute

Die wichtigsten der zehn Planeten sind die Sonne und der Mond, auch bekannt als Lichter oder Gestirne.

Zusätzlich zu den von der traditionellen Astrologie verwendeten Planeten Merkur, Venus und Mars gibt es zwei weitere Planeten: Jupiter und Saturn.

Die moderne Astrologie fügte drei weitere, kürzlich entdeckte Planeten hinzu: Uranus, Neptun und Pluto.

♀ Venus
Der Planet der Liebe, Schönheit und Kunst ist grün, es ist die Farbe des Wachsens, der Fruchtbarkeit und Balance.

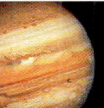

♃ Jupiter
Der Planet von Entwicklung und Glück ist violett.

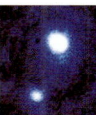

♇ Pluto
Dieser Planet kontrolliert alle Dinge, von denen wir nichts wissen wollen wie unterdrückte Gefühle, dunkle Geheimnisse und innere Zwänge, dementsprechend ist er schwarz.

♅ Uranus

Dieser himmelblaue Planet beherbergt neue Ideen, vor allem jene, die den gegenwärtigen Zustand verändern.

♆ Neptun
Dieser Planet kontrolliert alles, das wässrig, emotional und spirituell ist, und ist, wie erwartet, dunkelblau.

SATURN

NEPTUN

♄ Saturn
Der Planet für Arbeit, Pflicht und Verantwortung ist dementsprechend braun oder schwarz.

FARBTHERA...

31

Die Elemente

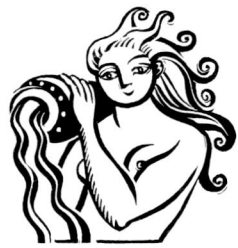

Die Planeten
Die Anzahl Planeten, die in Ihren Elementen stehen, geben die fehlende Farbe an.

Die zwölf Sternzeichen werden wie folgt in die vier Gruppen der Elemente eingeteilt:

• **Die Feuerzeichen**   Widder, Löwe und Schütze.

• **Die Erdzeichen**   Stier, Jungfrau und Steinbock.

• **Die Luftzeichen**   Zwillinge, Waage und Wassermann.

• **Die Wasserzeichen**   Krebs, Fische und Skorpion.

Jede dieser Gruppe hat ihre eigenen Charakteristika, positive wie negative. Die Feuerzeichen sind für Ihre Energie,

Spontaneität, Intuition und Selbstglaube bekannt, aber sie können auch egoistisch und herrisch sein. Weist Ihr Geburtsdatum viele Planeten im Feuerelement auf, werden Sie viel rote Energie haben. Die Erdzeichen sind sinnlich, produktiv, konservativ und in der materiellen Welt geerdet. Trotzdem können sie kleinkariert und ohne Vorstellungskraft sein. Stehen viele Planeten im Erdelement verfügen Sie über viel grüne Energie. Die Luftzeichen sind intelligent, kommunikativ, gesellig und im Fantasiereich daheim; sie können aber auch boshaft und gefühllos sein. Haben Sie viele Planeten im Luftelement, sind Sie voller blauer und gelber Energie. Die Wasserzeichen sind empfindlich, emotional, mit großer Vorstellungskraft und sie müssen eine Seelenverwandtschaft zu anderen spüren. Trotzdem können sie melodramatisch und irrational sein. Haben Sie viele Planeten im Wasserelement, sind Sie voller blauer Energie.

Das fehlende Element

Es ist normal, dass in einem der Elemente wenige oder gar keine Planeten vorhanden sind; dies ist Ihr fehlendes Element. Haben Sie zum Beispiel keinen Planeten im Feuerelement, bedeutet dies, dass es Ihnen an roter Energie mangelt. Haben Sie keinen Planeten im Wasserelement fehlt Ihnen die blaue Energie. Ebenso können Sie einen Überschuss an Elementen haben. Haben Sie einen roten Planeten wie Mars im Feuerzeichen, gibt Ihnen das einen Überschuss an roter Energie, während viele Planeten im Luftzeichen einen Überschuss an blauer oder gelber Energie bedeutet. Verfügen Sie über all diese wichtigen Informationen, können Sie sich mit den Farben, die Sie für das Gleichgewicht der Energien benötigen, umgeben.

Astrologie

Die Astrologie verbindet die Bewegung der Planeten mit den Ereignissen auf der Erde, was den Astrologen die Vorhersage über das Leben von Menschen ermöglicht. Die Sternzeichen stehen für die zwölf 30°-Sektoren der jährlichen Sonnenbahn.

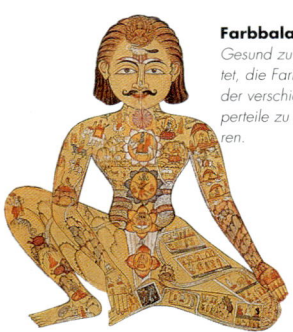

Farbbalance
Gesund zu sein bedeutet, die Farbenergie der verschiedenen Körperteile zu balancieren.

DIE SIEBEN STRAHLEN

Folgende sind die sieben sichtbaren Farben des Spektrums: Rot, Orange, Gelb, Grün, Blau, Indigo und Violett. Die sieben Strahlen entsprechen den sieben Chakren oder Energiezentren im Körper (siehe Seiten 100-101). Auf spirituellem Niveau symbolisieren sie große kosmische Mächte, die verschiedene evolutionäre Stufen der Menschengeschichte darstellen.

Evolution
Es wird angenommen, dass wir uns momentan vom roten Ende des Spektrums zum blauen Ende, das als eine höhere Manifestation unseres Seins angesehen wird, bewegen. Es ist in diesem Zusammenhang interessant festzustellen, dass unser Bewusstsein für Umweltprobleme zunimmt und die Bewegungen und Parteien mit grünen Anliegen regen Zulauf finden.

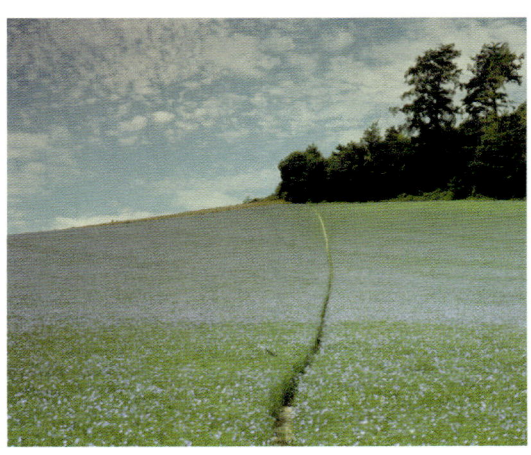

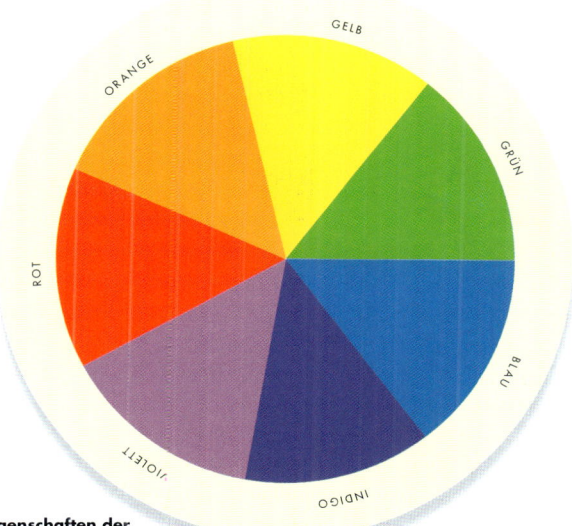

Innerhalb des Farbkreises: GELB, ORANGE, GRÜN, ROT, BLAU, VIOLETT, INDIGO

Die Eigenschaften der Strahlen

Die sieben Strahlen werden auch mit verschiedenen Eigenschaften, die wir alle mehr oder weniger haben. Wenige Menschen sind nur aus einem Strahl, die meisten von uns sind eine Mischung aus verschiedenen Strahlen.

Die Eigenschaften der Strahlen

Farbe	Positiv	Negativ
Rot	Stärke	Brutalität
Orange	Akzeptanz	Gleichgültigkeit
Gelb	Intellekt	Kälte
Grün	Leidenschaft	Selbst absorbiert
Blau	Gerechtigkeit	Intoleranz
Indigo	Hingabe	Selbstillusion
Violett	Mystik	Arroganz

Die Eigenschaften der Strahlen

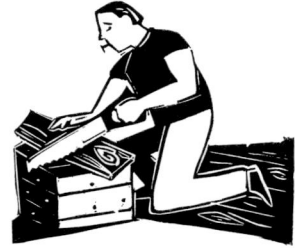

Typ von Person
*Die Farbe Ihrer Energie hilft, den Typ
von Person zu identifizieren, dem Sie
körperlich und geistig entsprechen.*

Die Strahlen haben physische und psychische Eigenschaften. Jene am roten oder warmen Ende des Spektrums sind eher physisch und spiegeln die Art, in der wir uns nach außen ausdrücken widar, die vom blauen oder kalten Ende sind eher psychologisch und ein Spiegel unseres Inneren.

Die warmen Strahlen

Der rote Strahl steht für das Wurzelchakra an der Basis der Wirbelsäule und stimuliert unsere körperliche Vitalität, die vor allem für das Funktionieren des Körpers

verantwortlich ist. Diese Farbe wird auch mit den Eigenschaften von Stärke, Willen und Mut assoziiert. Der orange Strahl hilft der Aufnahme- und Verdauungsfähigkeit des Körpers und wird mit dem zweiten Chakra oder Sakralchakra in Verbindung gebracht. Menschen mit viel oranger Energie sind körperlich und geistig gesund, haben eine positive Lebenseinstellung und sind körperlich aktiv. Gelb ist der Strahl des Intellekts und sein Chakra ist im Solarplexus, der ein wichtiges Zentrum des Nervensystems ist. Der gelbe Strahl wird mit Intelligenz, rationalem Denken und Konzentrationskraft assoziiert.

Grün liegt in der Mitte des Spektrums und ist die Farbe des Herzchakren in der Mitte des Brustkorbs. Dies ist der Strahl der Harmonie, des Gleichgewichts und Mitgefühls, der Sympathie und Hingabe.

Die kalten Strahlen

Blau ist die erste kalte Farbe des Spektrums. Diese Strahlen verlangsamen die warmen Farben. Dieses Ende des Spektrums bringt uns nach innen und oben, weg vom Körperlichen und hin zum Geistigen. Blau wird mit dem Halschakra, dem Sprachzentrum, assoziiert und seine Eigenschaften sind Wahrheit, Ehrlichkeit und Nachdenklichkeit. Die indigofarbenen Strahlen bringen uns noch höher in das Gebiet des Stirnchakren oder des dritten Auges. Dies befähigt uns, auf psychische Weise Dinge zu erspüren, die wir mit unseren fünf Sinnen nicht wahrnehmen können.

Die Eigenschaften dieses Strahls sind Vision, Inspiration und humanitäres Handeln.

Violett ist die letzte Farbe des Spektrums und Menschen von diesem Strahl besitzen ein hohes Niveau an Bewusstsein. Dieser Strahl des Kronenchakren hat die Eigenschaften der Spiritualität, Mystik und des Ausdrucks des höheren Selbst.

Chakren und Farbtherapie

Chakren sind Energiezentren im Körper, und wenn diese nicht richtig funktionieren, können Sie unserer Gesundheit schaden. Jedes Chakra wird mit einer Farbe assoziiert, also kann jedes Ungleichgewicht mit der Anwendung der entsprechenden Farbe behoben werden.

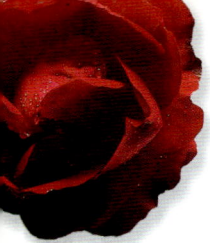

Rote Rosen
Rote Rosen stehen für Leiden-
schaft. Wir schenken sie
unserer Liebsten.

ROT

Rot ist die Farbe des Lebens, des Feuers, des Blutes, der Gefahr sowie von Sex und ohne Rot würde unserem Leben Wärme, Stärke und Leiden-schaft fehlen. Wir brauchen es in unseren Nahrungsmitteln, Kleidern und Umge-bung zur Anregung unseres Nervensystems, damit Adrenalin ans Blut ausge-schüttet wird, sowie zur Verbesserung der Blutzirkulation. Ebenso benötigen wir Rot für die Erdung im täglichen Leben und für ein Gefühl von Sicherheit.

Wie ein rotes Tuch
Rot ist eine sehr körperliche Farbe und provoziert oft eine körperliche Reaktion, manch-mal auch eine gewalttätige. Vielleicht ist dies einer der Gründe, wieso englische Fuß-ballfans einen Ruf als Rowdies haben: Das Fußballteam trägt rote Leibchen und das Kreuz von St. Georg in der engli-schen Fahne ist auch rot!

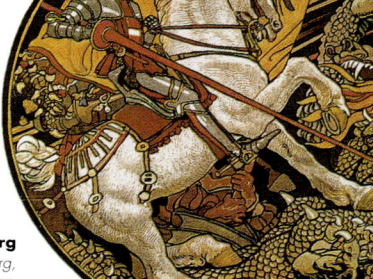

Der heilige Georg
Das Motiv vom heiligen Georg,
der den Drachen tötet,
beschwört Kraft, Mut und Angriff;
alles Eigenschaften von Rot.

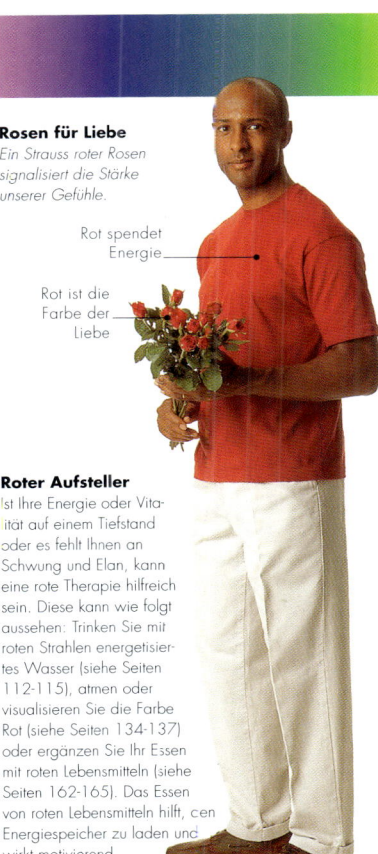

Rosen für Liebe

Ein Strauss roter Rosen signalisiert die Stärke unserer Gefühle.

Rot spendet Energie

Rot ist die Farbe der Liebe

Roter Aufsteller

Ist Ihre Energie oder Vitalität auf einem Tiefstand oder es fehlt Ihnen an Schwung und Elan, kann eine rote Therapie hilfreich sein. Diese kann wie folgt aussehen: Trinken Sie mit roten Strahlen energetisiertes Wasser (siehe Seiten 112-115), atmen oder visualisieren Sie die Farbe Rot (siehe Seiten 134-137) oder ergänzen Sie Ihr Essen mit roten Lebensmitteln (siehe Seiten 162-165). Das Essen von roten Lebensmitteln hilft, cen Energiespeicher zu laden und wirkt motivierend.

Vorsicht

Rot ist eine sehr kräftige Farbe und sollte nicht verwendet werden, wenn Sie unter hohem Blutdruck oder an Herzproblemen leiden, wenn Sie aufbrausend, wütend oder durcheinander sind, da Rot Sie nur überstimulieren würde. Bitte beachten Sie, dass auf eine Behandlung mit Rot immer auch eine Behandlung mit Blau oder Grün folgen sollte (siehe Seite 92-93).

Mit Rot heilen

Die Behandlung mit Rot hilft bei folgenden Beschwerden:

KÖRPERLICHE BESCHWERDEN

Wenig Energie

Blutarmut

Schwacher Kreislauf

Tiefer Blutdruck

Erkältungen

PSYCHISCHE BESCHWERDEN

Apathie

Depression

Angstzustände

Wenig Selbstvertrauen

Die Anwendung von Rot

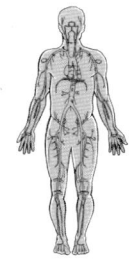

Herzblut
*Rot ist die Farbe des Herzblutes,
das durch unsere Venen fließt und in
unserem Körper kreist.*

Rot ist die Farbe des Feuerelements, dem Element der Sternzeichen Widder, Löwe und Schütze (siehe Seiten 32-33) und wird hauptsächlich mit dem roten Planeten Mars assoziiert. Mars bestimmt über Aggressionen und Sexbedürfnisse und den Teil des Körpers, dem die Farbe Rot zugeteilt ist: Die Genitalien. Aus diesen Gründen ist Rot eine gute Kleidungsfarbe, wenn es Ihnen an Libido mangelt oder Sie Ihr Sexleben aufpeppen möchten! Eine der wichtigsten Eigenschaften von Rot ist Leidenschaft, der Kern der Lebensfreude und sexueller Lust.

Wir geben rote Rosen an unsere Liebste und rote Herzen auf Karten und Geschenken sind charakteristisch für den Valentinstag. In diesem Zusammenhang kann Rot auch ein Euphemismus sein, es gibt in jeder Stadt einen „Rotlichtbezirk".

Menschen vom roten Strahl oder mit viel roter Energie denken positiv, haben Selbstvertrauen und sind optimistisch veranlagt. Sie freuen sich gewöhnlich auf den bevorstehenden Tag und meistern Hindernisse mit Mut und Kraft. Sie können aber auch die negative Seite von Rot zum Ausdruck bringen, indem sie selbstsüchtig ihre eigenen Ziele ohne Rücksicht auf die Gefühle anderer verfolgen.

Bestätigungen

Wenn Sie sich körperlich oder emotional niedergeschlagen fühlen und sich Auftrieb verschaffen möchten, kann es helfen, eine der auf den Seiten 38-39 beschriebenen Farbtherapien durchzuführen.

Sie können auch eine „rote" Bestätigung schreiben. Bestätigungen sind einfache Sätze, am besten im Präsens ver-

Rote Bestätigung

„Ich habe die Energie, den Willen und das Selbstvertrauen um mich dem Tag zu stellen."

fasst, die den Daseinszustand bestätigen oder positiv verstärken. Schauen Sie in den Spiegel, wenn Sie die Bestätigung aussprechen, so werden die Wörter reflektiert und ihre Kraft verstärkt, was Ihnen bei der Aufnahme und der Ausführung hilft. Oder schreiben Sie die Wörter auf ein Blatt Papier und legen dieses unter Ihr Kopfkissen, wenn Sie ins Bett gehen. Haben Sie Ihre Bestätigung so oft wie möglich wiederholt oder das Blatt Papier Nacht für Nacht unter dem Kopfkissen liegen gelassen, wird Ihr Unterbewusstsein die Nachricht erhalten und dementsprechend handeln.

Eigenschaften von Rot

Positiv energiegeladen; vital; enthusiastisch; bestimmt; spontan; willensstark; mutig; selbst motivierend

Negativ rücksichtslos; aggressiv; ungeduldig; dominierend; selbstsüchtig

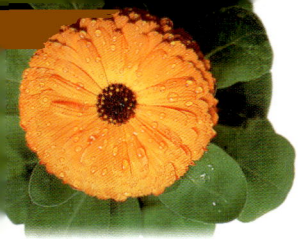

Ringelblume
*Die orange leuchtenden Blü-
ten der Ringelblume sind
wahre Aufsteller.*

ORANGE

Auf dem Farbkreis liegt Orange zwischen Rot und Gelb und wirkt deshalb auf beides, den Körper (Rot) und den Intellekt (Gelb). Wie Rot ist Orange eine kräftige Farbe, die mit Vorsicht angewendet werden sollte. Wir assoziieren Orange mit Gesundheit und Vitalität. Viele Menschen beginnen Ihren Tag mit einem Glas Orangensaft. Dieser hat eine tonisierende Wirkung und ist voller Vitamin C, das wir für unser Immunsystem und als Schutz vor Erkältungen benötigen.

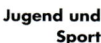

**Jugend und
Sport**
*Orange ist die
Farbe der Jugend
und des Sports.
Deshalb erhalten
Schulkinder
während den
Spielhalbzeiten
meist Orangen.*

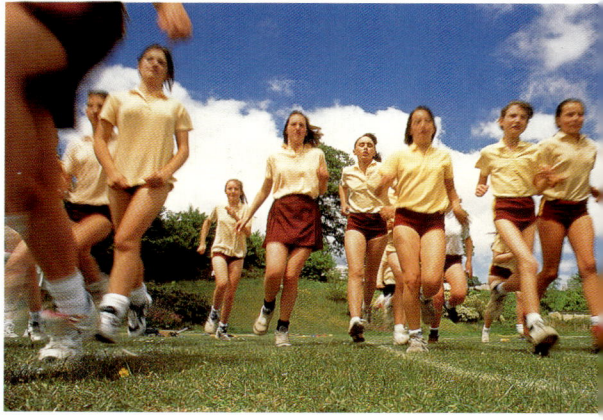

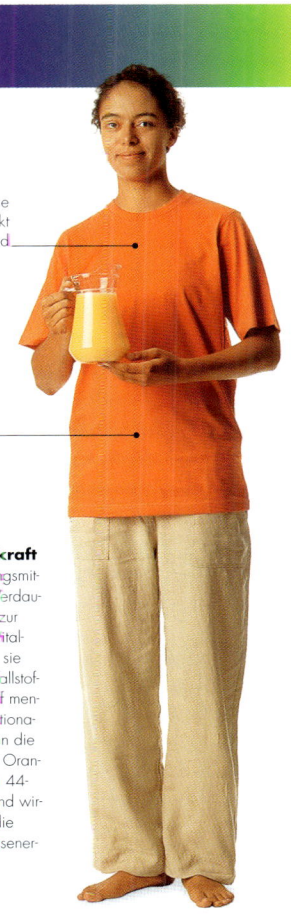

Orange
wirkt
tonisierend

Orange
Lebens-
mittel
helfen bei
der
Verdauung

Verdauungskraft

Orange Nahrungsmittel fördern die Verdauung und helfen zur Aufnahme der Vitalstoffe, während sie gleichzeitig Abfallstoffe entfernen. Auf mentalem oder emotionalem Niveau kann die Behandlung mit Orange (siehe Seiten 44-45) revitalisierend wirken und Ihnen die benötigte Lebensenergie zuführen.

Vorsicht

Sie brauchen keine extra Portion Orange, wenn Sie fit und gesund sind. Zu viel Orange kann Sie selbstzufrieden machen. Wie Rot ist Orange eine kräftige Farbe, bei der Vorsicht angebracht ist.

Mit Orange heilen

Die Behandlung mit Orange hilft bei folgenden Beschwerden:

KÖRPERLICHE BESCHWERDEN

Mangel an Vitalität oder Appetit

Verdauungsbeschwerden

Asthma

Krämpfe

Gallenstein

PSYCHISCHE BESCHWERDEN

Lustlosigkeit

Verlust

Hemmungen

Traurigkeit

Langeweile

FARBTHERAPIE

43

Die Anwendung von Orange

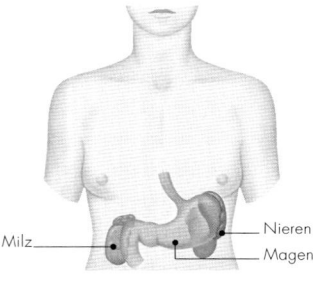

Milz — Nieren
— Magen

Verdauungsorgane
Die Farbe Orange wird mit den körperlichen Verdauungs- und Ausscheidungsorganen assoziiert.

Orange wird mit der Milz, einem Organ hinter dem Magen, auf der linken Seite des Bauches, in Verbindung gebracht. Die Milz ist mit dem Magen und der Niere verbunden und ihre Aufgabe ist die Bildung von roten Blutkörperchen sowie die Reinigung des Blutes. Die Milz baut alte und geschädigte Blutzellen ab und erneuert rote Blutkörperchen in Notfällen. Die ursprüngliche Bedeutung von „Milz" ist „die Weiche, die Auflösende". So wie das Organ die Verunreinigungen aus dem Blut entfernt, so kann eine Behandlung mit der Farbe Orange negative Gefühle vertreiben oder helfen, um mit einem traumatischen Erlebnis wie dem Verlust einer nahe stehenden Person oder dem Ende einer langen Beziehung fertig zu werden. Orange kann auch hilfreich sein, wenn Sie sich festgefahren fühlen, in Ihrem Leben nicht mehr vorankommen oder Angst vor nötigen Veränderungen haben. Diese Farbe hilft Ihnen, die Vergangenheit hinter sich zu lassen und gestärkt in die Zukunft zu gehen. Die ausgelöste Handlung dieser Farbe ist Ausdehnung und das Öffnen zum Leben hin, sodass Sie mit Freude daran teilnehmen.

Positives Denken

Da Orange häufig mit positivem Denken in Verbindung gebracht wird, verwenden viele Unternehmen diese Farbe, um Kunden zum Kauf eines Produktes anzuregen. Der Erfolg einer bekannten Billigfluggesellschaft kann sehr gut auf der Verwendung von Orange basieren! Das Schreiben einer orangen Bestätigung hilft den Sinn

Orange Bestätigung

„Ich habe einen gesunden Körper und Verstand und genieße das Leben."

der „joie de vivre" wieder zu finden, da es als eine Art mentaler Aufsteller wirkt, ähnlich wie das Trinken von einem Glas Orangensaft (siehe Seiten 112-115) auf den Körper wirkt.

Ebenso kann das Tragen von orangen Kleidern helfen. Es muss kein komplettes Outfit sein, Orange ist eine sehr kräftige und leuchtende Farbe und passt nicht zur Gesichtsfarbe von allen, aber ein Schal oder eine Krawatte, sogar Schmuck aus Bernstein oder Koralle kann den Unterschied machen. Sogar eine Vase mit sonnigen Ringelblumen und faszinierenden Tigerlilien kann die Stimmung anheben. Probieren Sie es aus und sehen Sie wie gut es funktioniert.

Eigenschaften von Orange

Positiv überschwänglich; sinnlich; gesellig; gut gelaunt; verspielt; sportlich

Negativ genießerisch; faul; abhängig; unhöflich; oberflächlich

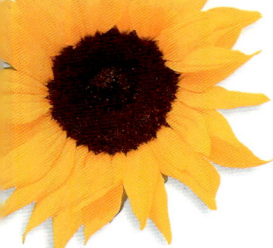

Gelbe Blumen
Es ist eine Wohltat, gelbe Blumen im Haus zu haben, wenn Sie sich niedergeschlagen fühlen.

GELB

Vielleicht mehr als jede andere Blume erheitern die Osterglocken das Gemüt nach den langen dunklen Wintertagen und sind die fröhlichen gelben Boten des Frühlingsanfangs. Der Dichter William Wordsworth kehrte nach einem seiner Spaziergänge so beeindruckt von einer Böschung voller Osterglocken zurück, dass er ein Gedicht über sie schrieb. Es beginnt mit einer der berühmtesten Zeilen der englischen Sprache: „I wandered lonely as a cloud". Im Gedicht beschreibt Wordsworth wie sich seine Stimmung beim Anblick des Blütenmeers erheiterte und lange danach noch heiter war.

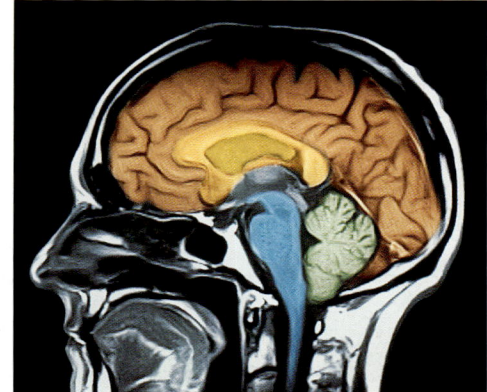

Linke Hirnhälfte
Die Farbe Gelb steht in Verbindung mit dem rationalen Verstand und klarem Denken, also mit der linken Hirnhälfte, entgegen der Intuition, die der rechten Hirnhälfte entspricht.

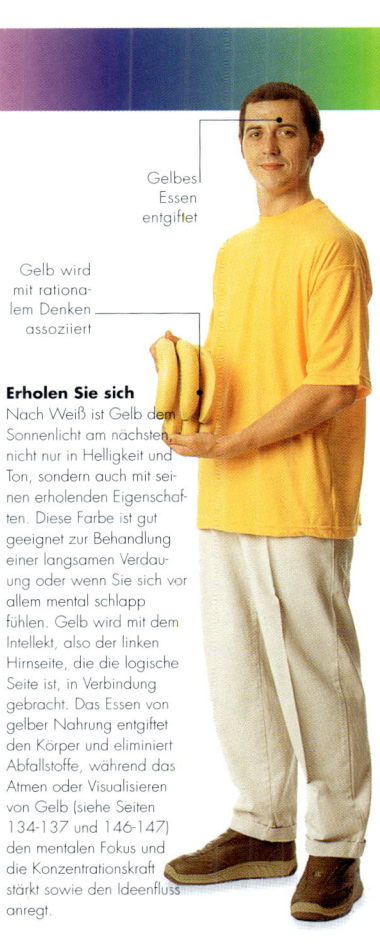

Gelbes Essen entgiftet

Gelb wird mit rationalem Denken assoziiert

Erholen Sie sich

Nach Weiß ist Gelb dem Sonnenlicht am nächsten, nicht nur in Helligkeit und Ton, sondern auch mit seinen erholenden Eigenschaften. Diese Farbe ist gut geeignet zur Behandlung einer langsamen Verdauung oder wenn Sie sich vor allem mental schlapp fühlen. Gelb wird mit dem Intellekt, also der linken Hirnseite, die die logische Seite ist, in Verbindung gebracht. Das Essen von gelber Nahrung entgiftet den Körper und eliminiert Abfallstoffe, während das Atmen oder Visualisieren von Gelb (siehe Seiten 134-137 und 146-147) den mentalen Fokus und die Konzentrationskraft stärkt sowie den Ideenfluss anregt.

Vorsicht

Vermeiden Sie die Farbe Gelb, wenn Sie Magenprobleme haben, aufgeregt, ruhelos, gestresst oder unfähig sind „abzuschalten" oder wenn Sie Schlafprobleme haben.

Mit Gelb heilen

Die Behandlung mit Gelb hilft bei folgenden Beschwerden:

KÖRPERLICHE BESCHWERDEN

Verstopfung

Blähungen

Diabetes

Hautprobleme

nervöser Erschöpfung

PSYCHISCHE BESCHWERDEN

Depression

Niedriges Selbstwertgefühl

Konzentrationsprobleme

Prüfungsangst

Schreibblockade

FARBTHERAPIE

47

Die Anwendung von Gelb

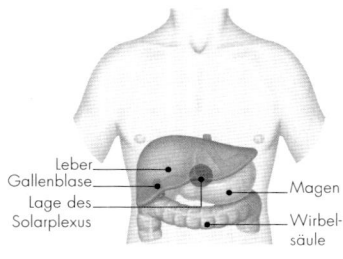

Leber
Gallenblase
Lage des
Solarplexus
Magen
Wirbel-
säule

Solarplexus

*Das Netzwerk an Nerven, die vom
Solarplexus ausgehen, sieht aus wie
Sonnenstrahlen, die die Leber, die Einge-
weide und die Gallenblase verbinden.*

Gelb wird mit dem Solarplexus assoziiert. Ein Netzwerk an sympathischen Nerven hinter dem Magen und mit Verbindungen zu den wichtigen Bauchorganen: Leber, Eingeweide und Gallenblase.

Der Solarplexus ist ein wichtiges Zentrum für die Verdauungsprozesse im Körper. Das Wort „solar" stammt aus dem Lateinischen sol, das „Sonne", Zentrum des Sonnensystems, bedeutet.

Gelb regt die Bauchorgane an; vor allem den Gallenfluss, der eine wichtige Rolle bei der Verdauung und der Fettaufnahme spielt. Galle wird in der Leber gebildet und ihre Hauptaufgabe ist die Verarbeitung der Nahrung in die vom Körper benötigten Stoffe.

Früher wurde die Leber als Organ der Liebe und Leidenschaft betrachtet, daher der Ausdruck „was ist denn Dir über die Leber gekrochen?" für jemanden, der traurig ist.

Trübsal wegblasen

Auf einem psychologischen sowie physischen Niveau hilft Gelb, Dinge in Bewegung zu setzen. Trübsal und dunkle Gefühle, die unser Selbstbewusstsein untergraben, werden weggeblasen.

Gelb kann ähnliches an geselligen Anlässen bewirken. Mögen Sie Ihre Party gerne lebhaft, versuchen Sie es mit gelber Dekoration im Haus. Zuviel Gelb kann jedoch überstimulierend wirken, und die Leute könnten miteinander zu streiten beginnen.

Gelb ist eine gut geeignete Farbe für Kinder, da sie bei der Entwicklung von kognitiven Fähigkeiten hilft. Haben Kinder

Gelbe Bestätigung

„Ich kommuniziere meine Ideen wirkungsvoll mit anderen."

ein Spiel- oder Lehrzimmer, ist es von Vorteil, etwas gelbe Farbe hineinzubringen. Trotzdem sollte Gelb nicht im Kinderzimmer verwendet werden, denn die stimulierenden Eigenschaften könnten zu unruhigem Schlaf und Einschlafschwierigkeiten führen.

Der goldige Hauch

Gold oder Gelbgold repräsentiert Wissen auf höchstem Niveau; die Weisheit, die nur durch das Ansammeln von Erfahrungen entsteht. Im spirituellen Sinn ist dies bedeutend wertvoller als der Goldschmuck, der so oft das Zeichen von Reichtum, Status und Privilegien ist.

Eigenschaften von Gelb

Positive rationales, klares Denken; offen; unvoreingenommen; gesellig

Negative kritisch; streitsüchtig; rechthaberisch; ausweichend; unruhig

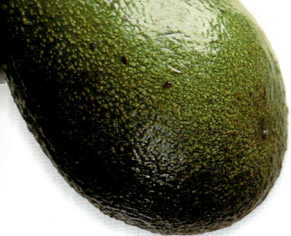

Grüne Lebensmittel

Grüne Lebensmittel sind wichtig für eine gute Gesundheit und körperliche Balance. Avocados verfügen über reichlich Vitamin A und E.

GRÜN
Grün ist die Farbe der Natur, der Felder, Hügel und Wälder, wo wir zur Erholung hingehen und unsere Batterien nach dem Aufenthalt zwischen den Mauren der Stadt wieder aufladen. In der Natur ist alles in Harmonie und von ihr umgeben, können wir uns selber nach einer hektischen Zeit voller Arbeit und familiären Verpflichtungen wieder finden.

Der grüne Mann

Der grüne Mann ist das Symbol für die Erneuerung und Fruchtbarkeit der Natur.

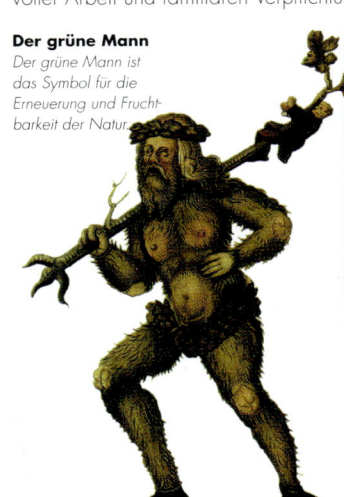

Die beruhigende Kraft der Natur

Fühlen Sie sich „neben den Schuhen" kann es helfen, einen Spaziergang in der Natur zu machen. Leben Sie in einer Stadt, können Sie in einen nahe gelegenen Park gehen. Scheuen Sie sich nicht, einen Baum zu umarmen, egal wie lächerlich das erscheint. Bäume verfügen über immense Energiereserven und wirken stabilisierend, wenn Sie sich zerbrechlich fühlen.

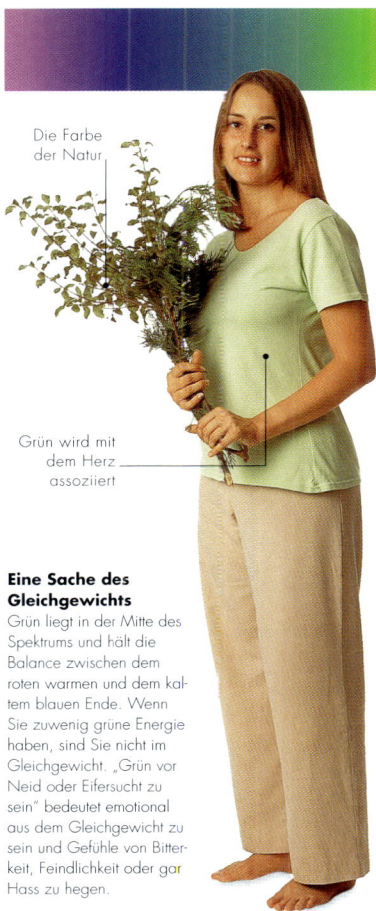

Die Farbe
der Natur

Grün wird mit
dem Herz
assoziiert

Eine Sache des Gleichgewichts

Grün liegt in der Mitte des Spektrums und hält die Balance zwischen dem roten warmen und dem kaltem blauen Ende. Wenn Sie zuwenig grüne Energie haben, sind Sie nicht im Gleichgewicht. „Grün vor Neid oder Eifersucht zu sein" bedeutet emotional aus dem Gleichgewicht zu sein und Gefühle von Bitterkeit, Feindlichkeit oder gar Hass zu hegen.

Vorsicht

Grün ist in der Anwendung die vermutlich sicherste Farbe des Spektrums, sollte aber in Situationen, wo Sie geistig fit sein und schnell reagieren müssen, vermieden werden, da sie eine sehr beruhigende Wirkung aufweist.

Mit Grün heilen

Die Behandlung mit Grün hilft bei folgenden Beschwerden:

KÖRPERLICHE BESCHWERDEN

Herzprobleme

Bronchitis

Grippe

Klaustrophobie

PSYCHISCHE BESCHWERDEN

Instabilität

Brütend

Angst vor emotionaler Bindung

Boshaftigkeit

Die Anwendung von Grün

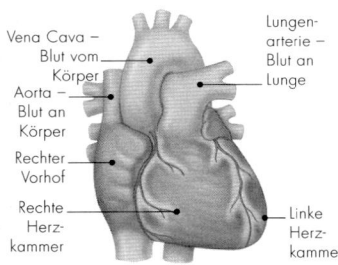

Vena Cava –
Blut vom
Körper

Aorta –
Blut an
Körper

Rechter
Vorhof

Rechte
Herz-
kammer

Lungen-
arterie –
Blut an
Lunge

Linke
Herz-
kammer

Herz

So wie Grün die zentrale Farbe des Spektrums ist, so ist das Herz das zentrale Organ des Körpers.

Der Teil des Körpers, der mit der Farbe Grün assoziiert wird, ist das Herz. Dieses Muskelorgan pumpt das Blut durch unseren Körper. Das Herz ist auch der Sitz der Emotionen, vor allem der Liebe, dem mächtigsten Gefühl überhaupt. Die Wichtigkeit dieses Organs wird in den vielen Sprichwörtern, in denen das Wort „Herz" vorkommt, deutlich. Wenn wir „jemandem das Herz brechen", verursachen wir jemandem große Schmerzen oder wenn wir sagen „Ich habe das Herz nicht

dazu", meinen wir, dass wir etwas nicht tun oder uns nicht dazu motivieren können. Ähnlich verhält es sich mit „aus tiefstem Herzen", was wir sagen, meinen wir ernst und es kommt aus unserem tiefsten Inneren. Wenn zwei Menschen „ein Herz und eine Seele" sind, dann sind sie unzertrennlich und lassen ihre Gefühle frei fließen. Tun wir etwas „mit ganzem Herzen", dann sind wir ganz bei der Sache. Jemand mit einem „guten Herz" ist eine großzügige Person, die anderen gerne hilft, ohne eine Gegenleistung zu erwarten. Im Gegensatz dazu ist jemand mit „einem Herz aus Stein" kalt, gefühllos und nicht hilfsbereit.

Herzinfarkte

Es wird allgemein anerkannt, dass Herzinfarkte oft aus tiefgründigen emotionalen Problemen, manchmal im Zusammenhang mit Beziehungen, entstehen. Sie können durch unterdrückte Emotionen, Angst vor Bindungen oder durch das Gefühl, nicht voranzukommen und nichts ändern zu können, ausgelöst werden. Viele Männer haben im mittleren Alter

Grüne Bestätigung

„Ich bin offen für alles Neue, das mir das Universum zu bieten hat."

einen Infarkt, was vermutlich zu einem Teil daran liegt, dass sie nicht mehr mit Leib und Seele ihre Arbeit ausüben und dem Stress nachgeben.

Die erholsame Kraft von Grün

Eine Übung, die Sie machen können, ist, sich mit dem Rücken gegen einen Baum zu lehnen, der linken Arm hinter dem Rücken um den Baum zu schlingen und die rechte Hand auf den Solarplexus zu legen. Atmen Sie tief ein und saugen Sie die Energie des Baums in sich auf und atmen Sie tief aus. Sie werden feststellen, dass dies Ihnen Energie gibt und Sie, falls Sie nervös waren, beruhigt.

Eigenschaften von Grün

Positiv offen; geerdet; sympathisch; mitfühlend; großzügig; entspannt

Negativ eifersüchtig; gemein; verbittert; unflexibel; matt

Rittersporn
Die blauen Blumen des Rittersporns entspannen die Augen.

BLAU ist die Farbe des Himmels und des Meeres. Das Betrachten eines wolkenlosen Himmels oder der Blick über das Meer hat eine beruhigende Wirkung auf uns. Es ist kein Zufall, dass wenn wir „allem entfliehen" wollen, wir meist dort in die Ferien gehen, wo wir stundenlang grenzenlosen Himmel und Meer anschauen können und uns dabei so sehr entspannen, dass wir jegliches Zeitgefühl verlieren.

Am Meer
Ferien am Meer helfen uns zu entspannen und Sorgen zu vergessen.

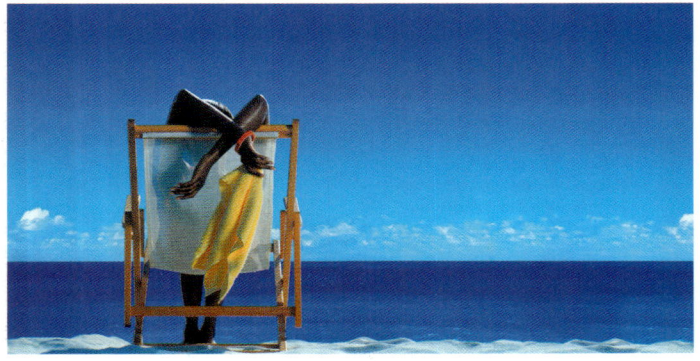

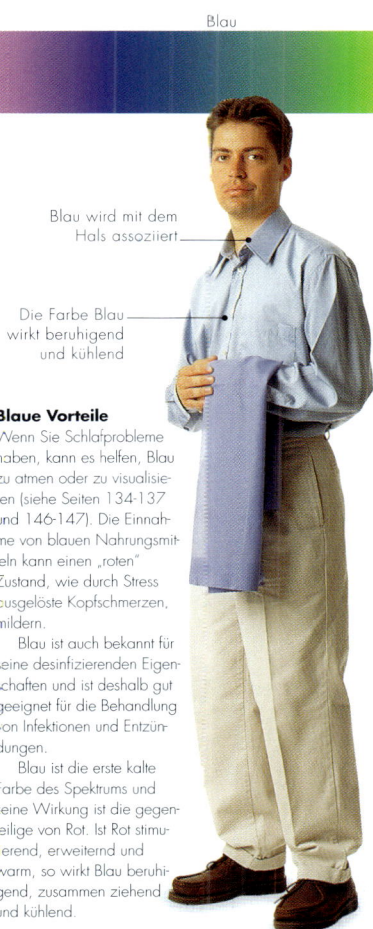

Blau wird mit dem Hals assoziiert

Die Farbe Blau wirkt beruhigend und kühlend

Blaue Vorteile

Wenn Sie Schlafprobleme haben, kann es helfen, Blau zu atmen oder zu visualisieren (siehe Seiten 134-137 und 146-147). Die Einnahme von blauen Nahrungsmitteln kann einen „roten" Zustand, wie durch Stress ausgelöste Kopfschmerzen, mildern.

Blau ist auch bekannt für seine desinfizierenden Eigenschaften und ist deshalb gut geeignet für die Behandlung von Infektionen und Entzündungen.

Blau ist die erste kalte Farbe des Spektrums und seine Wirkung ist die gegenteilige von Rot. Ist Rot stimulierend, erweiternd und warm, so wirkt Blau beruhigend, zusammen ziehend und kühlend.

(siehe Seiten 134-137 und 146-147)

Vorsicht

Vermeiden Sie Blau, wenn Sie sich niedergeschlagen oder kalt fühlen oder Sie angespannt und versteift sind.

Mit Blau heilen

Die Behandlung mit Blau hilft bei folgenden Beschwerden:

KÖRPERLICHE BESCHWERDEN

Erhöhter Blutdruck

Kehlkopfentzündungen

Fieber

Schnittwunden

Insektenstiche und Verbrennungen

Periodebeschwerden

Migräne

Kinderkrankheiten: Masern, Mumps, Zahnen

PSYCHISCHE BESCHWERDEN

Schüchternheit

Distanziertheit

Angst vor Konfrontationen und Aussprachen

Misstrauen

Die Anwendung von Blau

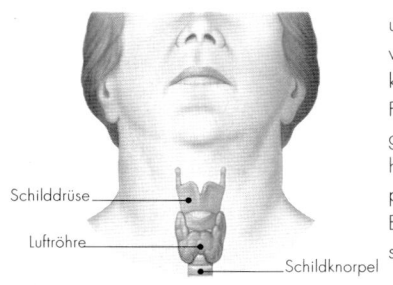

Schilddrüse

Luftröhre

Schildknorpel

Der Hals
Blau wird mit dem Hals, der Redegewandtheit und Weisheit assoziiert.

und des Selbstausdrucks ist. Die Farbe wird auch mit Intelligenz und der Fähigkeit, mit Worten zu besänftigen oder Frieden zu schließen in Verbindung gebracht. Hingegen bedeutet „ins Blaue hineinreden" ohne Plan und Zweck zu plaudern oder zu handeln. Ebenso sind Ehrlichkeit und Integrität blaue Eigenschaften.

Die Schilddrüse, die sich im vorderen Nackenbereich befindet und mit dem Kehlkopf verbunden ist, wird mit der Farbe Blau assoziiert. Ihre Hauptfunktion ist die Produktion des Schilddrüsenhormons, das den Körpermetabolismus kontrolliert. Es ist eines der wichtigsten Hormone des menschlichen Körpers. Fehlt es bei Kindern, wachsen diese nicht, fehlt es bei Erwachsenen, werden sie übergewichtig. Blau wacht über den Hals, der das Zentrum der Sprache, Kommunikation

Sprechen

Wenn Sie Schwierigkeiten beim sprechen haben oder Ihre Stimme nicht finden können, kann eine Behandlung mit Blau helfen. Dies kann Ihre körperliche Blockade eine Halsentzündung, Heiserkeit oder geistige Angst, vor Publikum zu sprechen, lindern. Bereits das Tragen eines blauen Schals um den Hals kann helfen, Sprechängste zu überwinden. Das Singen im Bad kann denselben Zweck erfüllen, es ist ein guter Ort, um Ihre Stimme zu trainieren. Mit Blau richtet sich unsere Aufmerksamkeit nach Innen, weg von der physischen Welt und hin zum Geistigen. Es ist die Farbe der Reflektion und Besinnung und eine

Blaue Bestätigung

„Ich bin mit mir und der Welt im Reinen."

blaue Lampe oder Kerze kann unterstützend auf die Meditation wirken (siehe Seiten 108-109).Dies wird Ihren Geist beruhigen, so dass er wieder offen ist, um inspirierende Gedanken zu empfangen. Blau wird auch mit Schriftstellern, Dichtern und Philosophen in Verbindung gebracht. Leider hat die Überzeugungskraft von blauen Menschen auch ihre Schattenseiten: Bevor man sich versieht, manipulieren sie Menschen, das zu tun, was sie wollen, ohne dass man es merkt. Auch beim Versuch Streitereien oder Konfrontationen zu vermeiden, können blaue Menschen unbewusst Öl ins Feuer gießen.

Eigenschaften von Blau

Positiv selbst beobachtend; nachdenklich; gelassen; taktvoll; ehrlich; treu

Negativ verschwiegen; manipulierend; unloyal; zurückgezogen; kalt

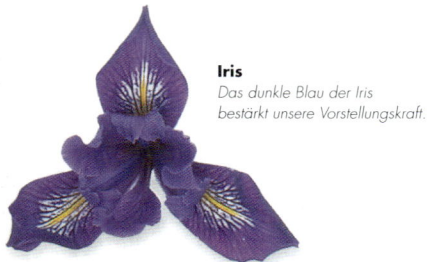

Iris
*Das dunkle Blau der Iris
bestärkt unsere Vorstellungskraft.*

INDIGO

Indigo ist die Farbe des Nachthimmels: Ein tiefes, dunkles, samtiges Blau, mysteriös und unermesslich. Wenn wir es betrachten, kehren sich unsere Gedanken nach Innen und wir sinnieren über den tieferen Sinn des Lebens. In solchen Momenten können wir Geistesblitze und Ideen haben, die uns während der hektischen Tagesstunden nicht in den Sinn kommen.

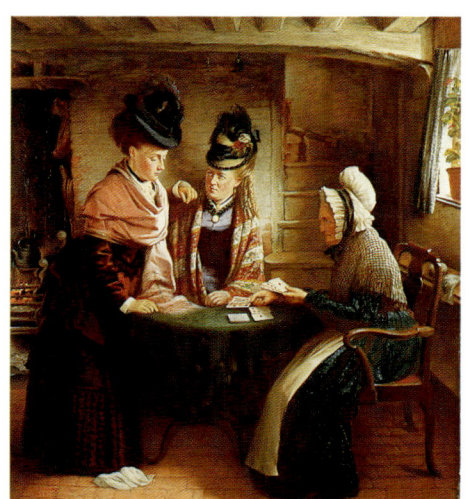

Die Wahrsagerin
*Wahrsager können, inspiriert
vom Einblick, der Indigo verleiht, in die Zukunft sehen.*

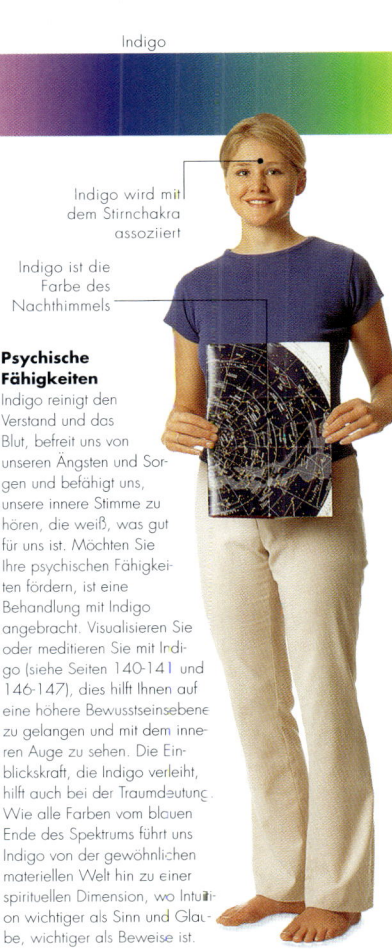

Indigo wird mit dem Stirnchakra assoziiert

Indigo ist die Farbe des Nachthimmels

Psychische Fähigkeiten

Indigo reinigt den Verstand und das Blut, befreit uns von unseren Ängsten und Sorgen und befähigt uns, unsere innere Stimme zu hören, die weiß, was gut für uns ist. Möchten Sie Ihre psychischen Fähigkeiten fördern, ist eine Behandlung mit Indigo angebracht. Visualisieren Sie oder meditieren Sie mit Indigo (siehe Seiten 140-141 und 146-147), dies hilft Ihnen auf eine höhere Bewusstseinsebene zu gelangen und mit dem inneren Auge zu sehen. Die Einblickskraft, die Indigo verleiht, hilft auch bei der Traumdeutung. Wie alle Farben vom blauen Ende des Spektrums führt uns Indigo von der gewöhnlichen materiellen Welt hin zu einer spirituellen Dimension, wo Intuition wichtiger als Sinn und Glaube, wichtiger als Beweise ist.

Vorsicht

Falls Sie unter einer geistigen Krankheit oder SAD, der saisonalen Depression, (siehe Seiten 24-25) leiden oder Sie paranormale Phänomene beunruhigen, sollten Sie Indigo vermeiden, da es Ihren Zustand verschlimmern würde.

Mit Indigo heilen

Die Behandlung mit Indigo hilft bei folgenden Beschwerden:

KÖRPERLICHE BESCHWERDEN

Taubheit

Grauer Star

Blutungen

Schwachen Nerven

PSYCHISCHE BESCHWERDEN

Zwangsvorstellungen

Paranoia

Hysterie

Übersensibilität

Die Anwendung von Indigo

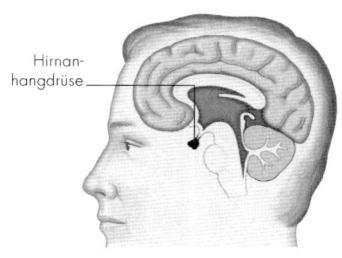

Hirnan-
hangdrüse

Hirnanhangdrüse
*Die Farbe Indigo wird mit der Hirnan-
hangdrüse, die wichtige Hormone produziert, in Verbindung gebracht.*

Indigo steht in Verbindung mit der Hirnanhangdrüse, die sich an der Schä-
delbasis befindet und die wichtigste
endokrine Drüse im Körper ist. Diese
kontrolliert durch die Ausschüttung von
Hormonen alle anderen Drüsen. Die
Farbe Indigo und die Hirnanhangdrüse
werden im speziellen mit dem Stirnchakra assoziiert, das sich zwischen den
Augenbrauen in der Mitte des Vorder-
kopfes befindet. Dieses Gebiet ist vielleicht besser bekannt als das dritte Auge
(siehe Seiten 36-37). Das dritte Auge
sieht, was für die normalen Augen

unsichtbar ist, viel weiter als Zeit und
Raum und in andere Dimensionen und
Realitäten: Es ist das innere Auge.
Wenn wir von jemandem sprechen der
„den Blick" hat, bedeutet das, dass
diese Person hellseherisch oder psychisch veranlagt ist.

Inspiration
Menschen mit dieser Fähigkeit können
auf eine wahre Inspirationsquelle stoßen,
so dass einige von diesem Strahl als spirituelle Lehrer und Heiler bekannt wurden. Nimmt man an einem Kurs oder
Vortrag einer solchen Person teil, entspricht das einer Behandlung mit Indigo.
Es kann helfen, emotionale Verletzungen,
die seit der Kindheit bestehen, zu heilen.

Heutzutage gibt es viele solche Menschen, da sich die Menschheit auf das
blaue Ende des Spektrums zu bewegt.
Immer mehr Menschen zum Beispiel sind
fähig Auras zu sehen (farbige Schichten
von Licht, die vom Körper ausstrahlen
(siehe Seiten 96-97) oder die in Träumen und Visionen in Ihre eigene Zukunft
sehen.

„Ich vertraue darauf, dass mich meine Intuition durchs Leben führt."

Anderen helfen

Einige Menschen entwickeln die Fähigkeiten zur Heilung oder psychischer Sensibilität, damit sie andern Menschen helfen können. Es ist, als ob das dritte Auge der Humanität zum momentanen Zeitpunkt kollektiv geöffnet wird und wir alle entdecken, dass wir anderen etwas zu bieten haben.

Auf der anderen Seite jedoch können „indigofarbene" Menschen regelrecht fanatisch über Dinge werden, an die sie glauben und von einem Erneuerungszwang getrieben werden, der sie taub gegenüber anderen macht. Diese Art von blinder Hingabe und Vorurteil kann zu Intoleranz und Trennungen führen.

Positiv psychisch; tiefsinnig; visionär; weise; inspirierend

Negativ arrogant; irreführend; isoliert; idealistisch

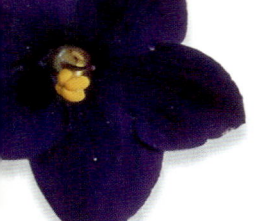

VIOLETT

Das Veilchen ist eine kleine bescheidene Blume, betrachtet man aber eine ganze Ansammlung davon, erheitert es einem das Gemüt. Es ist etwas Nobles an Violett und seit jeher wird diese Farbe von Königen, Geistlichen und hohen Amtsträgern getragen. Es gab sogar eine Zeit, in welcher das Tragen dieser Farbe den unteren Volksschichten verboten war.

Inspiration

In Violett sind die blauen Farben des Spektrums am intensivsten. Diese Farbe wird mit Opfer assoziiert, sei dies aus einem Grund oder aus Idealismus. Violett ist die Farbe der Erhabenheit des Geistes über den Dingen und des höhern Selbst über das niedere. Es ist die Farbe der göttlichen Inspiration, die bei Heilern und Künstlern zum Tragen kommt.

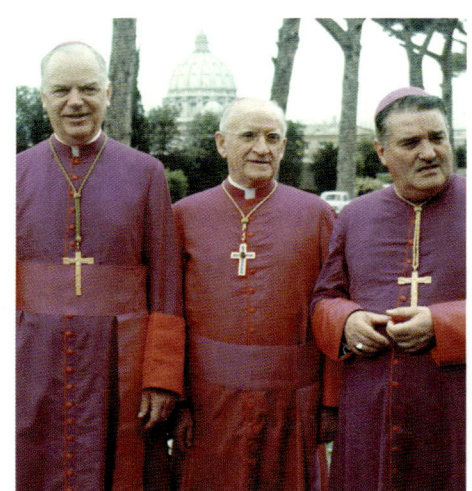

Nobles Violett
*Von der Vergangenheit
bis heute wurde Violett
von Königen oder Geist-
lichen getragen.*

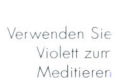

Verwenden Sie
Violett zum
Meditieren

Violett ist eine
inspirierende Farbe

Vorsicht

Violett ist eine Farbe, die von
Menschen mit schweren mentalen Störungen oder jenen mit
Alkohol- oder Drogenproblemen
vermieden werden sollte.

Meditative Farbe

Wenn Sie generell an man-
gelnder Inspiration leiden
oder es in Ihrem Leben an
Bedeutung und Sinn fehlt,
dann ist Violett eine gute
Farbe zum Meditieren (siehe
Seiten 140-143), da sie das
Kreative fördert. Das Meditieren mit dieser Farbe ist hilfreich, um mit den Geisterhel-
fern in Kontakt zu treten, die
Ihnen auf dem Lebensweg
helfen.

Wenn Sie sich von der
Welt zurückziehen oder die
Dinge etwas langsamer
angehen möchten, ist es eine
gute Idee, vermehrt Violette
Nahrungsmittel zur Beruhigung und Erholung des Geistes zu konsumieren.

Mit Violett heilen

Die Behandlung mit Violett hilft
bei folgenden Beschwerden:

KÖRPERLICHE BESCHWERDEN

Gehirnerschütterung

Epilepsie

Nervenschmerzen

Multiple Sklerose

PSYCHISCHE BESCHWERDEN

Neurosen

Glaubensverlust

Verzweiflung

Mangel an Selbstrespekt

Die Anwendung von Violett

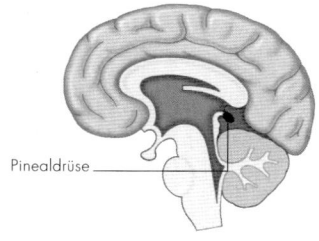

Pinealdrüse

Rechte Hirnhälfte
Die Farbe Violett wird mit der rechten Hirnhälfte assoziiert, dem Ort der Intuition, innerer Sicht und Hellsichtigkeit.

Violett ist die Farbe der Pinealdrüse, so genannt, weil sie aussieht wie ein Pinienzapfen. Es ist ein erbsengroßes Organ, das im Hirn liegt und Melatonin und Serotonin ausschüttet, die Hormone, die unsere biologische Uhr steuern (siehe Seiten 24-25). Violett vibriert auf der höchsten Frequenz aller Farben des Spektrums und stimuliert so die höchste Ausdrucksweise des menschlichen Geistes. Es ist die Farbe der Mystik und zusammen mit Indigo befähigt sie die Entwicklung des Hellsehens und psychische Sensibilität. Violett

ist eine gute Farbe für jene mit künstlerischem Flair oder nervösem Temperament, da diese oft mit der Vibration der Farbe harmonisieren. Ebenso hilft sie Nerven und niedergeschlagene Gemüter zu beschwichtigen. Fühlen Sie die Belastung des modernen hektischen Lebens, hilft eine Behandlung mit dieser Farbe, um das Gleichgewicht wieder zu finden.

Männlich und weiblich

Violett besteht aus Blau und Rot und balanciert dadurch beide Enden des Farbspektrums. Die warmen Farben werden mit der männlichen Energie in Verbindung gebracht und die kalten mit der weiblichen. Violett bringt diese beiden Energien bei einem Menschen ins Gleichgewicht. Die Gesamtwirkung von Violett ist zu vereinen: Körper und Geist, die Ansprüche der gewöhnlichen Welt mit den Bedürfnissen der Seele, das Innen und das Außen. Menschen, die diesen Einklang erreichen, kennen einen inneren Frieden wie wenige in unserer modernen materialistischen Gesellschaft.

Violette Bestätigung

„Ich strebe an, eins zu sein um anderen helfen
zu können."

„Violette" Menschen spüren oft, wieso sie
hier sind und haben eine Art Sinn für ihre
Bestimmung, was oft bedeutet, dass sie
sich für humanitäre Dienste einsetzen. Als
Heiler sind sie mächtig und stark, als
Künstler sprechen ihre Kunstwerke die
verschiedenen menschlichen Verfassun-
gen so an, dass sie für alle verständlich
sind.

Trotzdem kann Violett auch negative
Züge haben, die sich durch maßlosen
Stolz oder einen Sinn für Überlegenheit
ausdrücken. Die Macht dieses Strahls
kann ins Auge gehen, wenn sie nicht im
Dienste anderer sondern für egoistische
Zwecke missbraucht wird.

Eigenschaften von Violett

Positiv spirituell; nobel; würdevoll; inspirierend; bescheiden

Negativ fanatisch; perfektionistisch; selbst
zweifelnd; selbst zerstörend; entfremdet

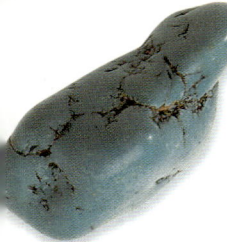

Türkis
Der Türkisstein enthält Kupfer und ist gut als Leitmittel zur Heilung geeignet.

TÜRKIS

Obschon Türkis keine der sieben Strahlen ist, ist es eine wichtige Heilfarbe. Vielen Zivilisationen, den Atlantikern, Ägyptern und Ureinwohnern Amerikas waren der Stein und die Farbe heilig und sie wurden zum Schutz getragen. Türkis wurde als Symbol des Himmels betrachtet, als Geist im Gegensatz zum Fleisch. Türkis ist eine Mischung aus Blau und Grün, den Farben des Meeres, und es verbindet die Eigenschaften von beiden, die Gelassenheit von Blau mit der Harmonie von Grün.

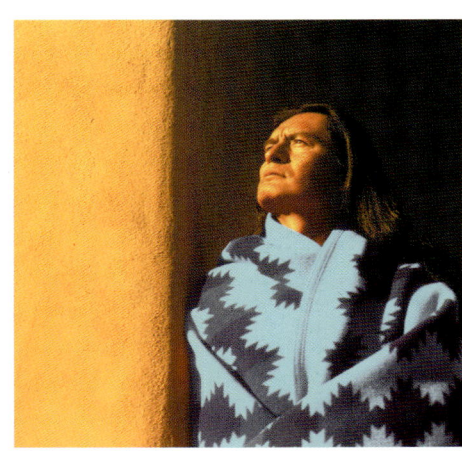

Der Himmel
Für die Ureinwohner Amerikas symbolisiert Türkis den Himmel und den Lebenshauch.

Türkisfarbene Kleidung schützt vor negativen Einflüssen

Entzündungshemmendes Türkis hilft bei der Wundheilung

Schutzschild

Türkis hat eine beruhigende Wirkung auf die Psyche sowie den Körper. Neigen Sie zu einer nervösen Veranlagung oder werden Sie bei der Anwesenheit anderer unruhig, kann es helfen, etwas türkisfarbenes zu tragen. Es wird Sie vor negativen und schädlichen Einflüssen, die Ihren Seelenfrieden stören könnten, schützen. Diese Farbe ist speziell gut zu tragen, wenn Sie öffentliche Reden halten müssen. Die Kombination von Blau und Grün hält nicht nur die Kommunikationskanäle offen, sondern vermittelt Harmonie zwischen Ihnen und den Zuhörern. Türkis kann auch hilfreich sein, um etwas aus tiefstem Herzen auszudrücken, und zu sagen, was Sie wirklich denken und fühlen.

Heiler

Wie Blau verfügt Türkis über entzündungshemmende Eigenschaften und ist eine gute Farbe zur Visualisierung (siehe Seiten 146-147) bei einem Schnitt oder einer Verbrennung, da es beruhigend und heilend wirkt. Türkis kurbelt auch das Immunsystem an und ist eine gute Farbe zur Behandlung einer Erkältung oder Grippe.

Eigenschaften von Türkis

Positiv gefasst; klar; kreativ; ruhig

Negativ verwirrt; prahlerisch; eitel

Türkis Bestätigung

„Ich drücke klar und überzeugend aus, was ich denke und fühle."

FARBTHERAPIE

67

Die Primär- und Sekundärfarben

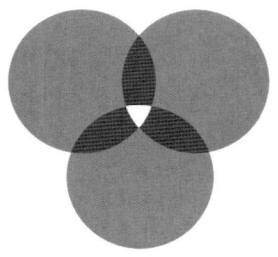

Weißes Licht
Wird Rot, Grün und Blau auf denselben Punkt projiziert, erhält man weißes Licht.

Primärfarben werden so genannt, weil alle anderen Farben aus ihnen gemischt werden können. Trotzdem variiert die Definition von Primärfarben je nach ihrer Ursprungsquelle.

Farben aus Licht

Ist die Ursprungsquelle Licht, dann sind die drei Primärfarben Rot, Grün und Blauviolett, auch additive Farben genannt, diejenigen, wie Sir Isaac Newton entdeckte, die zusammen weißes Licht erzeugen. Werden drei Spotlichter mit diesen Farben auf eine weiße Wand projiziert, entsteht an ihrem Schnittpunkt weißes Licht. Mischt man zwei dieser drei Primärfarben zusammen, erhält man die folgenden Sekundärfarben: Gelb, aus Rot und Grün, Türkis aus Grün und Blau und Magenta aus Rot und Blauviolett.

Farben aus der Natur

Bis jetzt wurden nur die Farben des Lichts erklärt, aber es gibt auch Farbpigmente, die als Chlorophyll in Pflanzen oder als Hämoglobin in Blut vorkommen.

Pigment bedeutet jegliche Substanz, die Farbe enthält und zur Färbung von Stoffen, Haut oder Haaren verwendet werden kann.

Seit jeher gibt es natürliche Färbemittel wie Indigo, Waid und Alizarin, die aus verschiedenen Pflanzen gewonnen werden können, aber das große Angebot an synthetischen Farben das heute existiert, stammt aus der Mitte des letzten Jahrhunderts.

Farben und Pigmente

Bei den Farben und Pigmenten sind die Primärfarben anders als bei denen des Lichts. Es sind dies Rot, Gelb und Blau. Zusammen sind sie die subtraktiven Farben. Werden die Farben Rot, Gelb und Blau zusammen gemischt, erhält man Schwarz, da jede dieser Farben Licht absorbiert. Mischt man sie untereinander, erhält man die Sekundärfarben Orange (Rot gemischt mit Gelb), Grün (Gelb gemischt mit Blau) und Violett (Rot gemischt mit Blau). Zusätzlich zu Rot, Gelb und Blau nimmt das menschliche Auge ebenso Grün als Primärfarbe wahr. Werden all diese vier Farben zusammen gemischt, erhält man Silbergrau.

Die erste synthetische Farbe

1856 gelang es dem Engländer William Perkin die erste Anilinfarbe aus Kohlenteer zu gewinnen. Diese war malvenfarbig und führte schnell zur kommerziellen Herstellung hunderter verschiedener Farben.

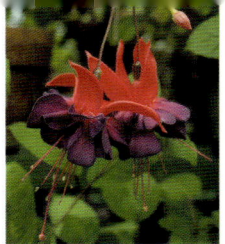

Fuchsienfarben
*Die lebendigen dunkelroten
Blüten der Fuchsien sind
ein sinnlicher Anblick.*

MAGENTA

Diese kräftige violettrote Farbe, gemischt aus Rot und Violett, wurde nach einer Stadt in Italien genannt, in welcher in der Mitte des neunzehnten Jahrhunderts eine blutige Schlacht stattgefunden hatte. Sie ist auch bekannt als helles Purpur und wird manchmal, der Farbe der Blume entsprechend, fuchsienfarben genannt. Heutzutage wird sehr helles Magenta mit „Knallpink" oder „heißem Pink" umschrieben.

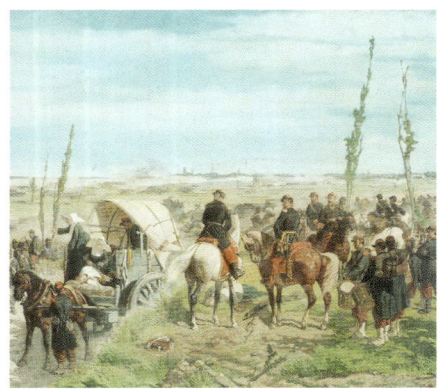

Schlacht
*Das helle Magentarot ist die Farbe von
in der Schlacht vergossenem Blut.*

Ein neuer Anfang

Wenn Magenta in Ihrem Leben auftaucht, vielleicht in Form des Wunsches, diese Farbe zu tragen, dann sind Sie bereit, alte Gewohnheiten und Muster zurück zu lassen und Platz für Neues zu machen. Magenta bedeutet Veränderung, das Loslassen von etwas Altem und der Beginn von etwas Neuem. Das Platzieren von etwas pinkfarbenem in Ihrer Umgebung, und sei es nur eine Fuchsie, kann helfen, diese Veränderungen auszulösen. Auf körperlichem Niveau unterstützt Magenta die Adrenalindrüsen und die Nieren und es verfügt über eine entschlackende Wirkung. Seine Energie wirkt beruhigend und es hilft Menschen, die emotional unstabil oder gar aggressiv und gewalttätig sind, sich zu stabilisieren.

Stärke und Spiritualität

Die Kraft von Magenta stammt aus der Stärke von Rot und der Spiritualität von Violett.

Eine Übergangsfarbe

Magenta liegt zwischen Violett auf dem einen Ende des Spektrums und Rot auf der anderen und vereinigt beide Farbqualitäten: Den Willen und die Autorität von Rot mit der spirituellen Kraft von Violett. Es ist auch die Farbe des Übergangs, ein Ort, wo wir uns selber zwischen dem Ende eines Zyklus und dem Anfang eines Neuen befinden.

Eigenschaften von Magenta

Positiv offen für Veränderungen; reif; organisiert

Negativ überlegen; rechthaberisch; unsicher

Magenta Bestätigung

„Ich glaube ganz fest daran, dass sich alles zum Besten fügen wird."

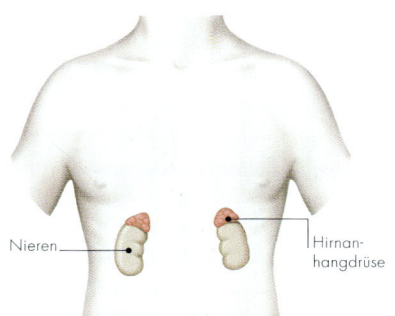

Nieren

Hirnanhangdrüse

Nieren

Magenta hilft, die Nieren zum Ausscheiden von Abfallstoffen im Blut anzuregen.

Töne und Schattierungen

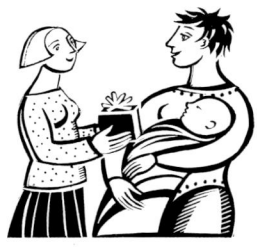

Blau und Rosa
*Traditionellerweise steht Blau für einen
Jungen, Rosa für ein Mädchen.*

Es gibt viele Abstufungen von Farben, die sich im Ton, von hell zu dunkel, von grell zu matt unterscheiden. Jene mit einem weißen Anteil werden Töne genannt, jene mit einem schwarzen Schattierungen. Blasse Farben enthalten mehr Weiß und dunklere mehr Schwarz.

Im Sommer tragen wir lieber blassere Farben, da diese die Sonne reflektieren und kälter sind. Im Winter hingegen sind dunklere Farben besser geeignet, da sie die Hitze absorbieren und wärmer sind. Die Farben, die wir tragen, spiegeln

unsere Stimmung wider und vermitteln den gewünschten Eindruck. Wählen wir helle Farben für Sport und Freizeit, dann wollen wir uns entspannen und Spaß haben, dunklere Farben hingegen sind für formelle Anlässe, an denen wir unsere Gefühle einschränken möchten.

Rosa für ein Mädchen

Alle Farben des Spektrums haben wichtige Töne und Schattierungen mit der Ausnahme von Indigo, das keinen Ton hat. Geben wir Weiß zu Rot, erhalten wir Rosa, eine weiche und sanfte Farbe, die mit allem Weiblichen und uneingeschränkter Liebe assoziiert wird. Obschon wir unsere Kinder eine ganze Palette an Farben tragen lassen, ist es immer noch gängig, dass ein kleines Mädchen Rosa trägt.

Blau für einen Jungen

Blau, das auf der anderen Seite des Spektrums liegt, ist für Jungs. Das Hellblau, in das kleine Jungs gewöhnlich gekleidet werden, wird mit den spirituellen und friedlicheren Qualitäten der

Farbe assoziiert. Die Pastellfarben der traditionellen Babykleider wirken eher beschützend, denn sie schirmen das Kind vor zu viel Stimulation ab. Vielleicht liegt einer der Gründe, wieso Kinder so viel schneller erwachsen erscheinen, darin, dass ihnen heutzutage farbigere und hellere Kleidung angezogen wird als früher.

Das Hinzufügen von Schwarz

Fügen wir Rot etwas Schwarz hinzu, erhalten wir eine dunklere Schattierung von Rot, die vermehrt mit den negativen Qualitäten wie Rücksichtslosigkeit und Brutalität in Verbindung gebracht wird. Ähnlich wie Dunkelblau einen rechthaberischen und dogmatischer Menschen bezeichnet. Verallgemeinernd ausgedrückt sind die Töne einer Farbe positiv, die Schattierungen aber eher negativ.

Farben in Tönen und Schattierungen

Töne sind Farben, die einen Anteil Weiß enthalten wie Pfirsich Zitrone, Rosarot und Hellblau.

Schattierungen sind Farben, die einen Anteil Schwarz enthalten wie Dunkelblau und rot.

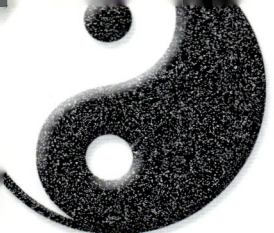

Gleichgewicht

Das Yin-Yang-Symbol verkörpert das Gleichgewicht von schwarz und weiß, männlich und weiblich.

SCHWARZ ist streng genommen gar keine Farbe, denn es absorbiert Licht. Es ist aber wichtig, da es das Gegenteil von Weiß ist. Ohne Dunkel gäbe es kein Hell. Jedoch gibt es ein Pigment, Melanin, abgeleitet vom griechischen Wort Melas, was Schwarz bedeutet, das es von Dunkelbraun bis Schwarz gibt. Melanin kommt in den Haaren, der Haut und den Augen von Menschen sowie bei Tieren vor. Es ist verantwortlich für das bräunen der Haut und für Melanome, Tumore, die entstehen, wenn wir unsere Körper zu viel der Sonne aussetzen.

Negative Bedeutungen

Das Wort Schwarz hat viele negative Bedeutungen wie das „schwarze Schaf in der Familie", die Bezeichnung für ein Kind, das die anderen Familienmitglieder enttäuscht hat, indem es sich nicht ihren Erwartungen gemäß verhielt. Dann gibt es die „Schwarze Magie", die für einen schlechten Zweck dunkle Kräfte verwendet. Es gibt eine endlose Liste Wörter und Sprichwörter mit dem Wort „Schwarz", die eine negative Bedeutung haben.

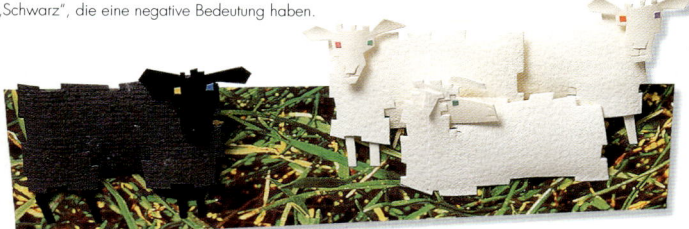

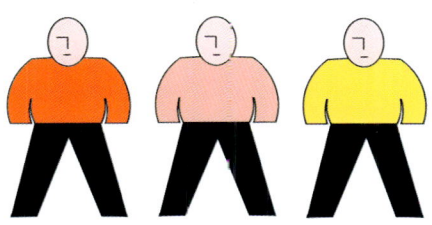

SCHWARZ UND ROT   SCHWARZ UND ROSA   SCHWARZ UND GELB

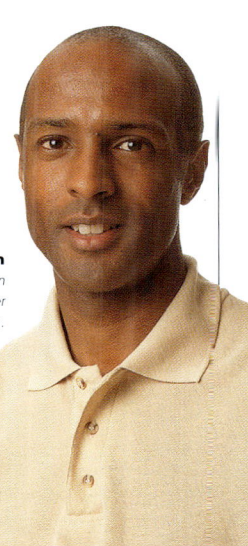

Positiv

Es gibt auch Positives an
Schwarz. Es ist ein gutes
Omen, wenn man einen
schwarz gekleideten Kaminfe-
ger trifft und „in den schwarzen
Zahlen" des Bankkontos zu
sein, ist besser als in den roten!
Es ist auch die Farbe der frucht-
baren Erde und wird mit dem
Neumond, einer fruchtbaren
Phase, assoziiert. Was in dieser
Phase gesät wird, kann bei Voll-
mond geerntet werden.

Schwarz mit anderen Farben

Viele Vorurteile entstehen um
Schwarz wegen der Assoziie-
rung mit dem Tod sowie der
Macht, die es anderen Farben
gibt, wenn diese zusammen mit
Schwarz getragen werden.
Schwarz mit Rot entspricht körperlicher Macht, mit Rosa sozia-
ler Status, und mit Gelb geistiger Überlegenheit.

Melanin

*Das Pigment Melanin
bestimmt die Farbe unserer
Haut, Haaren und Augen.*

Eigenschaften von Schwarz

Positiv dramatisch; würdevoll; diskret; mächtig

Negative herrisch; depressiv;
unnahbar

Schwarze Bestätigung

„Ich habe mein Leben im Griff
und bin unverwundbar."

Das Tragen von Schwarz

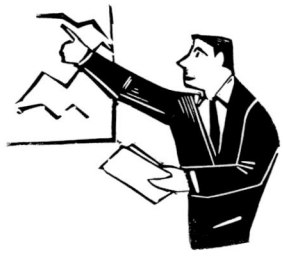

Kontrolle
Schwarze Kleidung vermittelt den Eindruck von Kontrolle und Distanz gegenüber anderen.

Schwarz hatte schon immer einen Platz in unseren Kleiderschränken. Es ist die Farbe der Trauer, der Geschäftsanzüge und der glamourösen Abendgarderobe. Auch unter den Teenagern wurde sie modisch: Sie kleiden sich von Kopf bis Fuß darin. Das Tragen von Schwarz hat eine starke Wirkung auf andere. Tragen wir Schwarz zu einer Beerdigung, drücken wir unsere Trauer aus. Kleiden wir uns in einem schwarzen Anzug für eine Sitzung, signalisieren wir, dass wir der Chef sind. Ist unserer Abendgarderobe in Schwarz, fühlen wir uns verführerisch und mysteriös. Schwarz übermittelt Würde und Macht. Menschen, die gewohnheitsmäßig Schwarz tragen, möchten über andere herrschen, indem sie sie auf Distanz halten und Informationen vor ihnen verheimlichen, damit diese nicht einen taktischen Vorteil erhaschen. Obschon eine „schwarze" Person „stark dominierend ist", kann sie auch einige wenige, aber dafür gute Freunde haben. Schwarz bildet eine Grenze zwischen uns und anderen Menschen; es schließt sie aus und dies kann zu einem Gefühl der Isolation oder sogar Depressionen führen. Um gegen diese negative Wirkung anzuhalten, sollte Schwarz mit einem Farbtupfer, einem Schal, Gürtel oder einer Krawatte, getragen werden.

Eine beschützende Farbe

Schwarz kann auch beschützend wirken und ist eine gute Farbe, wenn Sie sich verletzlich fühlen und sich von der Welt zurückziehen möchten. Vielleicht ist sie deswegen eine so beliebte Farbe bei

Jugendlichen. Ein Teenager, der keine andere Farbe als Schwarz tragen will, steht auf der Schwelle zum Übergang von der Kindheit zum Erwachsensein, und das ist die schwierigste Veränderung in der Lebensphase eines Menschen. In diesem Zeitpunkt unserer Geschichte sind wir im Begriff, von einem Zeitalter ins nächste zu gehen. Es ist der Beginn des Zeitalters des Wassermanns, das verstärkt die Spiritualität, den Holismus und die Umgebung betont. Wir erleben ein hohes Niveau an kollektiver Angst, da wir in ein neues Millennium eintauchen, unwissend, was auf uns wartet. Dies mag einer der Gründe sein, warum Schwarz eine immer wiederkehrende Modefarbe ist.

Gotische Mode

Der Gipfel der Anbetung von Schwarz war vermutlich die gotische Mode in den 80er Jahren. Kleider aus schwarzem Samt und Leder überwogen zusammen mit pechschwarzen Haaren, die zurückgekämmt und mit Haarspray möglichst wild fixiert wurden, dazu weiße Gesichter mit dunklem Augen-Make-up. Das war der Look, der von Jungen und Mädchen getragen wurde.

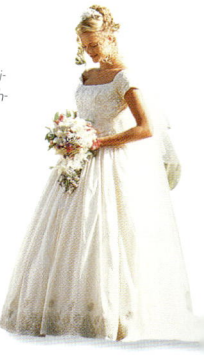

WEIß

Die reinen weißen Blüten des Schneeglöckchens an einem dunklen Wintertag sind die ersten Vorboten des Frühlings. Wir reagieren positiv auf Weiß, da alle Farben des Spektrums darin enthalten sind und es das Licht widerspiegelt. Es ist die Farbe des Brautkleides, der Priesterrobe und das Weiß der aufschäumenden Gischt der Wellen.

Positive Bedeutungen
Im Gegensatz zu Schwarz haben die meisten Sprichwörter mit „Weiß" eine positive Bedeutung. Eine „weiße Lüge" wird verwendet, um Gefühle nicht zu verletzen und „weiße Magie" dient im Gegensatz zu schwarzer Magie einem noblen Grund. „Weißer als Weiß" bedeutet, so rein wie Schnee zu sein, ohne den kleinsten Schatten auf dem Gewissen.

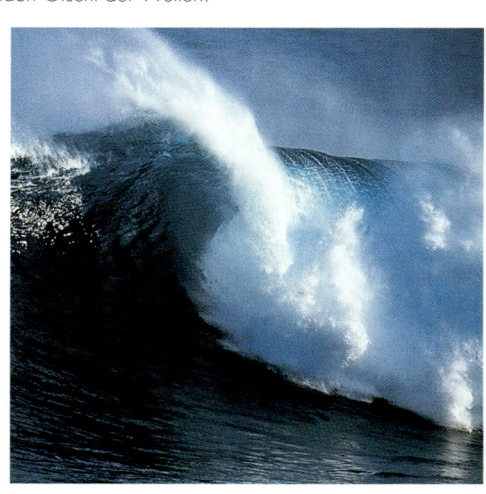

Weiße Gischt
Wir verbinden die weiße Gischt der rauen See mit einem Hauch Salz und frischem Wind.

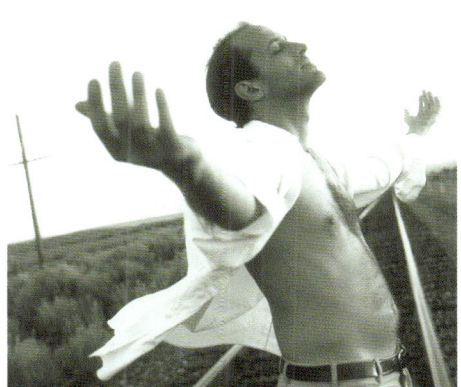

Spirituell

Weiß wird auch mit Spiritualität assoziiert. Heiler verwenden gebündeltes weißes Licht. Zur Reinigung Ihres Körpers und für einen generellen Auftrieb ist Weiß gut zum Meditieren (siehe Seiten 140-143). Viele Menschen, die dem Tod nahe waren, sei es durch Krankheit oder einen Unfall, und ein so genanntes Nahtoderlebnis hatten, berichteten, von weißem Licht geblendet worden zu sein.

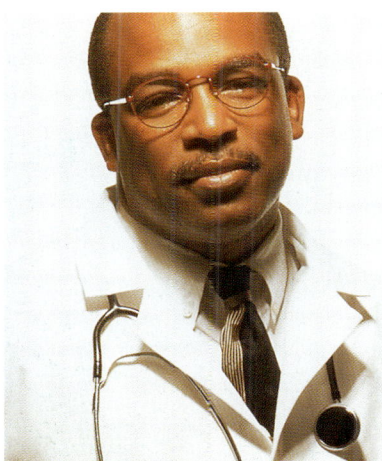

Eigenschaften von Weiß

Positiv pur; unschuldig; ordentlich; spirituell

Negativ unproduktiv; schlicht; kritisch; farblos

Weiße Bestätigung

„Ich habe soviel Raum, wie ich brauche."

Status eines weißen Kittels

Viele Menschen im Gesundheitsdienst tragen weiße Kittel. In diesem Zusammenhang drückt es die Wirkung von Reinheit aus. Weiß kann aber auch Überlegenheit vermitteln und dies kann Menschen verunsichern.

Wohnen mit Weiß

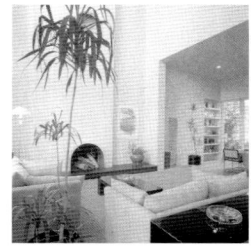

Ein weißes Zimmer

Ein weißes Wohnzimmer ist zwar hell und geräumig, aber die Eintönigkeit fördert die Entspannung nicht gerade

Weiß kann eine schwierige Farbe sein. Obschon ein Raum, der komplett in Weiß gehalten ist, eine umwerfende Wirkung hat, ist er nicht sehr gemütlich oder wohnlich. Weiß kann kalt und unerbittlich erscheinen und sollte deshalb mit anderen Farben ausgeglichen werden, damit es entspannend wirkt.

Küche

Eine weiß gestrichene Küche kann hell, luftig und geräumig wirken, genauso gut aber steril wie ein Krankenhaus. Nicht die Art von Raum, in dem man gerne ein Kaffeekränzchen mit Freunden hält. Es braucht farbige Platten oder Vorhänge, Obst- und Gemüseschalen oder Töpfe mit farbigen Gewürzen für die Gemütlichkeit.

Badezimmer

Ähnlich verhält es sich mit einem weißen Badezimmer, das so kalt wirken kann, dass Sie gar keine Lust verspüren, ein Bad zu nehmen.

Obschon weiße Wände das Sonnenlicht wieder spiegeln, haben viele moderne Badezimmer nicht einmal mehr Fenster und die Eintönigkeit des Weiß sollte mit bunten Platten oder Badetüchern oder einer Pflanze, die das feuchte Klima liebt, ausgeglichen werden.

Schlafzimmer

Weiß ist auch eine beliebte Farbe für Schlafzimmer, da sie rein und erfrischend wirkt, aber auch hier sollte die Farbe nicht überbetont sein. Sollten Sie einen Geschmack für gestärkte weiße Leintücher und Spitzen haben, achten Sie darauf, dass die Wirkung nicht gegenteilig ist.

Statt in einem Raum, in den Sie sich vor dem hektischen Alltag zurückziehen können, finden Sie sich in einem Raum wieder, der ein Gefühl der Einsamkeit und Isolation vermittelt. Streichen Sie Ihr Schlafzimmer mit einer Schattierung von Weiß oder Eierschalenweiß. Ein Hauch von Pfirsich oder Aprikose zum Beispiel bringt Wärme in den Raum, während ein Hauch Rosa entspannend wirkt. Vorhänge und Bilder mit kontrastierenden Farben können die Wirkung von Weiß ebenso mildern, die alleine sehr befremdend oder gar rau ist. Oder experimentieren Sie mit der Beleuchtung (siehe Kästchen unten), die mit weichen Möbeln ergänzt werden kann.

Beleuchtungstricks

Die Kälte eines weißen Raums kann durch clevere Beleuchtung vermindert werden. Verwenden Sie Lampen für sanfte Lichtkegel und wählen Sie Schattierungen von Farben, die einen warmen Schein geben, wie Terracotta, Gold, Burgunder- oder Himbeerrot. Wählen Sie Lampenschirme deren Material lichtdurchlässig ist, und die das Licht nicht nur nach unten oder oben ausstrahlen.

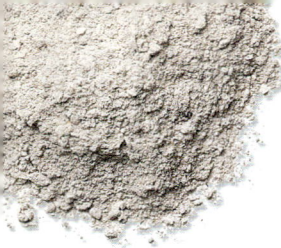

Asche
*Graue Asche ist das Über-
bleibsel eines erloschenen
Feuers.*

GRAU ist eine Mischung aus Schwarz und Weiß und ist weder das eine, noch das andere. Daher stammt sein Ruf für Neutralität oder Langeweile. Es ist die Farbe der Asche und des Eisens sowie des Himmels an regnerischen Tagen, an denen wir nicht wissen, was wir tun sollten. An solchen Tagen sind wir nicht niedergeschlagen, aber auch nicht überglücklich.

Negative Bedeutungen
Alles Grau in Grau malen bedeutet,
etwas pessimistisch darzustellen
und durchgehend negativ zu beur-
teilen. Oft ist dies etwas, wovor wir
Angst haben, da wir nicht wissen,
wie es sich weiterentwickeln wird.
„Das ist bloß graue Theorie",
bedeutet, dass es vage ist und auf
nicht viel Praxiserfahrung hindeutet.

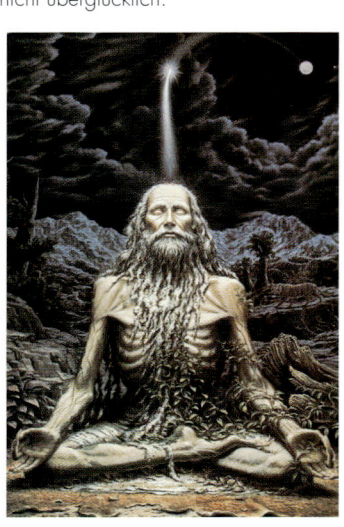

Positive Bedeutungen
Da Grau zwischen zwei Extremen liegt, hat es positive sowie
auch negative Bedeutungen. Es
ist die Farbe der Intelligenz wie
in „grauer Substanz" oder
Gehirnmasse.
Wird man „Grau und alt",
bedeutet das, nicht nur alt, sondern auch weise zu werden.

Silbergrau

Bei Silber nimmt Grau eine beinahe
magische Konnotation an. Es ist die
Farbe, die wir mit dem Mond und
dem Weiblichen assoziieren. Es
wird verwendet, um Filme als „silver
screen" zu bezeichnen. Denn bei Fil-
men können wir nicht sicher sein,
was wahr und was Illusion ist, da
wir uns im Reich der Vorstellungskraft
unsere eigene Realität schaffen.

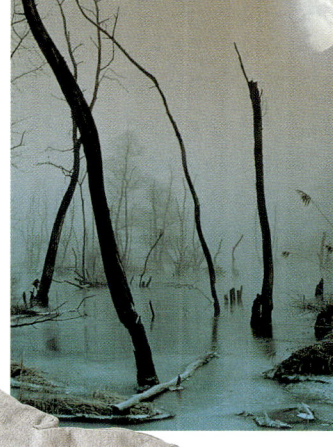

Freizeitbekleidung

Grau ist eine beliebte Farbe
für Freizeitkleidung; die Kleider, in denen wir uns wohl
fühlen wie Trainingsanzug
und Pullover sind oft in verschiedenen Grautönen.

Geheimnisse von Tönen und Schattierungen

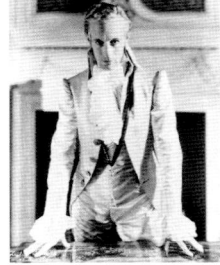

Scharlachroter Pimpernell
Die Farbe Scharlachrot ist kühn, die Farbe der Person, die trotz den Konsequenzen etwas wagt.

Verallgemeinernd ausgedrückt bezeichnen die hellen, leuchtend starken Töne einer Farbe deren positiven Eigenschaften und die dunkleren Schattierungen eher die negativen. Die Pastelltöne stehen meist für den höchsten Ausdruck der Farbe.

Rot

Wir haben Rosa als einen Ton von Rot sowie die dunkleren Schattierungen von Rot näher betrachtet. Dazwischen liegen Purpurrot und Scharlachrot. Purpurrot steht für Stärke und Hartnäckigkeit, während Scharlachrot mit Kühnheit und Mut assoziiert wird. Ein Beispiel ist der scharlachrote Pimpernell, der englische Adlige, der Aristokraten während der Französischen Revolution aus Frankreich schmuggelte. Die Farbe wird aber auch mit Lust und häufigem Partnerwechsel assoziiert.

Orange und Gelb

Pfirsich und Aprikose, als Töne von Orange, haben eine positive Bedeutung. Es sind warme Farben, die ein gutes Gefühl geben und gut zum Tragen geeignet sind, wenn Sie mit anderen Menschen kommunizieren oder zusammen arbeiten.

Dunklere Schattierungen von Orange deuten auf Selbstgenugtuung oder schwache Leistungen hin.

Die blassen Gelb-, Zitrone- und Schwefelgelbtöne, bringen die besten Eigenschaften von Gelb hervor: ein klarer Geist, Urteilsvermögen und die Fähigkeit, zwischen Wahr und Falsch zu unterscheiden. Dies ist die Farbe des Intellekts, und der Menschen, die eine Bedeutung

suchen. Dunkelgelb hngegen wird mit
Mistrauen, Kritik und Boshaftigkeit assozi-
iert. Dies ist die Farbe der Person, die
Streit sucht oder die nachtragend ist.

Grün

Grelles Smaragdgrün ist eine der positiv-
sten Farben des Spektrums, und vermittelt
Reichtum an dem, was wir brauchen und
Großzügigkeit mit dem, was wir haben.
Es wird mit Geben und Nehmen assoziiert, so dass alles im Gleichgewicht
bleibt. Blasse Grüntöne werden den
Eigenschaften des Herzens wie Liebens-
würdigkeit zugeschrieben. Diese entstehen ohne Hintergedanken an eigene Vor-
teile oder Profite. Dunkle Grüns stehen
eher für unsere dunkleren Gefühle wie
Neid, Bitterkeit und Habgier.

Die Botschaft von Tönen

Diese Checkliste beinhaltet die Schlüsselmerk-
male der Töne.

Scharlachrot Lust

Pfirsich gute Kommunikation

Zitrone klarer Verstand

Smaragd Reichtum

Tigerauge
Das Braun und Gelb vom Tigerauge entspricht den Farben der Erde.

BRAUN Diese Farbe hat eine Fülle von Assoziationen mit der Erde, von Erde bis Fels, von Mineralien bis Baumrinde, Herbstblätter, Saatgut und Nüssen. In der Tier- und menschlichen Welt ist Braun häufig vertreten, es ist die Farbe von Haut, Haar und Augen. Das Tigerauge, das reich an kupferfarbigen Tönen ist, besitzt viele der Eigenschaften, die wir mit Braun assoziieren. Es hat einen ausgleichenden Einfluss, der uns hilft, geradlinig und zielstrebig zu bleiben und es hilft auch, uns zu konzentrieren und unsere Energien auf die bevorstehenden Arbeiten zu fokussieren.

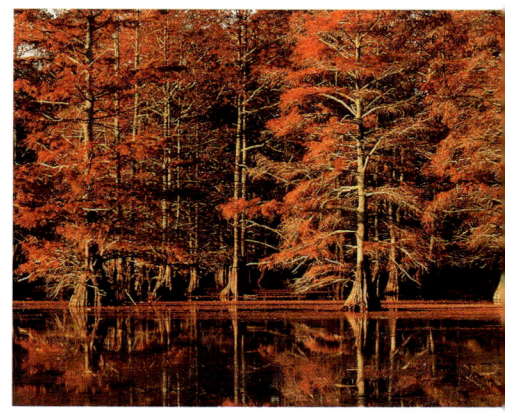

Nostalgie
Vielleicht ist die häufigste Assoziation mit Braun Herbst, da es mit Melancholie und Nostalgie in Verbindung gebracht wird, aber dies sind natürliche Gefühle. Wir können nicht immer glücklich und zufrieden sein, genauso, wie es nicht ewig Frühling sein kann.

Mutter Erde

Braun ist die Farbe der Mutter Erde, die uns
ernährt und uns im endlosen Kreislauf von Leben
und Tod, Wachstum und Verderb unterstützt. Im
Frühling säen wir die Ernte aus, im Sommer
pflücken wir die Früchte und im Herbst werden
die Blätter an den Bäumen braun und fallen ab,
bevor sie zu Kompost werden. In dieser Jahreszeit
werden wir in unseren eigenen Träumereien ver-
tieft durch die buntbraunen Wälder streifen.

Verlässlich

Wir verlassen uns auf Braun, da es immer vorhanden ist, wie die Möbel in unseren Wohnun-
gen, massiv und zuverlässig, aber ohne sie
würde es in unsere Leben an Stabilität mangeln.
Es ist eine bevorzugte Farbe von Geschäftsmän-
nern, da sie mit Verlässlichkeit und einem praktischen Sinn assoziiert wird. Die meisten von uns
haben diese Farbe bereits schon einmal getragen, und seien es nur ein paar Schuhe, eine
Handtasche oder ein Uhrenarmband gewesen.

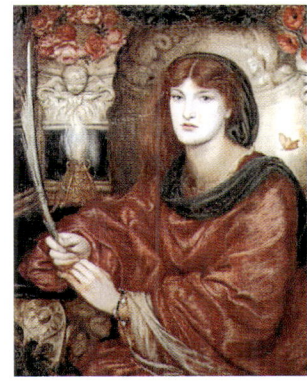

Erdung

Braun ist eine gute Farbe zum Tragen,
wenn Sie sich unfokussiert fühlen und sich
erden müssen, oder wenn Sie von anderen
abhängig sind und sich vor anderen schützen müssen. Zuviel von dieser Farbe kann
Sie aber ängstlich gegenüber Veränderungen, Neuem oder Unbekanntem machen.

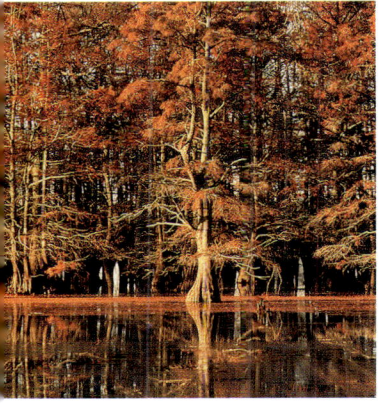

Eigenschaften von Braun

Positiv sicher; stabil; beständig; fleißig

Negativ konservativ; ängstlich; langweilig

Braune Bestätigung

„Ich fühle mich geborgen und
habe alles, was ich brauche."

FARBTHERAPIE

Weisheit der Töne und Schattierungen

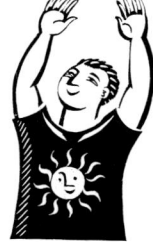

Hingabe
*Blau ist die Farbe der Hingabe,
sei es zu Gott, Kunst oder einer
guten Sache*

Auf den Seiten 72-73 und 84-85 behandelten wir die Bedeutung einiger Töne und Schattierungen. Jetzt vertiefen wir unser Wissen über Blau, Indigo und Violett.

Blau

Hellblau wird normalerweise mit kleinen Jungs in Verbindung gebracht. Dieses spezielle Blau ist aber auch ein Blau in seiner himmlischsten Form und steht für Hingabe.

Dunkelblau hingegen symbolisiert das Beste der „blauen" Eigenschaften: Loyalität, Integrität und Vertrauenswürdigkeit.

Die dunkleren Blauschattierungen, wie bei den meisten anderen Farben auch, haben eine negative Konnotation, mit der Ausnahme von Marineblau, das nach der Uniformen der Marine benannt ist. Diese Farbe steht für Autorität und nüchterne Beurteilung, vermutlich wird sie deshalb auch oft als Geschäftskleidung verwendet. Indigo hat keine Tönung, aber mit Schwarz gemischt kann diese Farbe zum Beispiel einen Lehrer in einen Führer verwandeln, der von seinen Anhängern blind gefolgt wird. Ähnlich verhält es sich mit dunklen Violett, das mit hochrangigen Beamten, die machtgierig ihre Stellung missbrauchen, assoziiert wird.

Die helleren Violett-, Lavendel-, Lila- und Amethystfarben, bringen die mystischen, heilenden und ästhetischen Eigenschaften hervor. Sie symbolisieren den höchsten Ausdruck dessen, wozu wir fähig sind.

Die versteckte Bedeutung von Farbe

Alle Farben, mit Ausnahme der Primärfarben, bestehen aus einer Mischung aus anderen Farben. Orange besteht aus Rot und Gelb, Braun aus Rot und Grün, Grün aus einer Mischung von Blau und Gelb, und so weiter und so fort. Es ist wichtig, dass wenn Sie eine Farbe zur Heilung verwenden, Sie die einzelnen Farben, aus denen diese Farbe besteht, kennen. Der Körper wird nämlich die Vibrationen all dieser einzelnen Farben wahrnehmen. Wenn Sie sich also zum Beispiel mit der Farbe Grün behandeln, werden Sie nicht nur die Harmonie von Grün selber spüren, sondern auch der beruhigenden Einfluss von Blau und die geistige Stimulierung von Gelb. Diese Eigenschaften machen Grün zu einer gut geeigneten Heilfarbe, denn sie gleicht beide Enden des Farbspektrums aus.

Das Spüren von Farbe

Als erstes nehmen wir Farbe offensichtlich mit unseren Augen wahr. Wir können sie jedoch auch unterbewusst über unsere Haut spüren.

Diese Sensibilität kann weiter entwickelt werden bis zur Erkennung der Farben durch Berührung. Tatsächlich können viele blinde Menschen auf diese Weise die Farben unterscheiden.

Gegensätze ziehen an

Gegensätze ziehen an,
seien es die Pole der
Magnete oder die der Kom-
plementärfarben.

KOMPLEMENTÄRFARBEN Jede Farbe hat

eine auf dem Farbkreis gegenüberliegende Komplementärfarbe (siehe Seite 35). Obschon Grün die Komplementärfarbe von Rot ist, wird Blau für die Heilung verwendet. Eine Farbe und ihre Komplementärfarbe stehen im Gleichgewicht zueinander und ziehen sich gegenseitig wie Magnete an. Es ist wichtig, dies bei der Farbtherapie zu beachten.

Das „Sehen" der Komplementärfarbe

Sie können die Komplementärfarben auch ohne Blick auf den Farbkreis durch Ausüben folgender einfacher Übung sehen: Betrachten Sie einige Sekunden lang ein rotes Objekt und schauen Sie dann auf ein weißes Blatt. Sie werden das Nachbild auf dem Weiß in Form der Komplementärfarbe erscheinen sehen, in diesem Fall Grün. Dies ist der Kontrapunkt in der Natur, wie der zweite Regenbogen, den wir manchmal am Himmel sehen und der über dem ersten Regenbogen erscheint. Bei näherer Betrachtung fällt einem jedoch auf, dass alle Farben in umgekehrter Reihenfolge erscheinen, die blauen Farben sind unten am Bogen und die roten oben.

Betrachten Sie einen farbigen Gegenstand

Das Nachbild bei Komplementärfarben

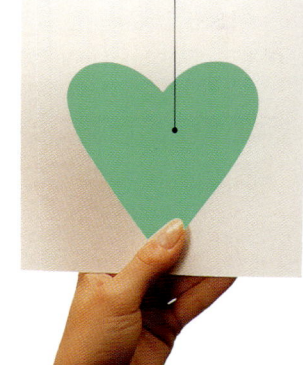

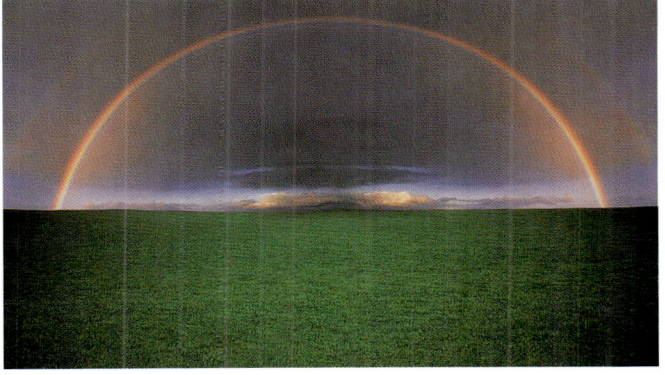

Regenbogen

*Betrachten Sie zur Veranschaulichung,
wie sich die Farben gegenseitig
ergänzen, einen Regenbogen, der
sich nach einem Sturm in leuchtenden
Farben über den Himmel erstreckt.*

Komplementärfarben

Rot	Grün	Blau	Rot
Orange	Indigo	Indigo	Orange
Gelb	Violett	Violett	Gelb

Gemischte Farben

Bei gemischten Farben ist es etwas schwieriger die Komplementärfarben zu sehen. Wenn Sie sich in ihrem Raum zu Hause umsehen und das Gefühl haben, dass die Farben nicht harmonieren, Sie sich aber nicht sicher sind, welche anderen Farben helfen würden, können Sie den einfachen Test von vorhergehender Seite machen. Betrachten Sie einige Sekunden die störende Wand oder das Sofa und schauen Sie dann auf ein weißes Blatt. Sie werden die entsprechende Komplementärfarbe erkennen, die Sie so genau wie möglich auf irgendeine Weise im Raum integrieren müssen, um das Farbschema auszugleichen.

Verallgemeinernd ausgedrückt: je heller die Tönung, desto dunkler ist die benötigte Schattierung.

Heilen mit Komplementärfarben

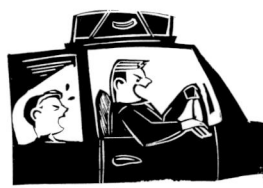

Stress
Wenn Sie sich gestresst oder genervt fühlen, hilft Blau, um nicht die Beherrschung zu verlieren.

J egliche Krankheit oder Disharmonie im Körper zeigt sich als Unausgeglichenheit der Farbenergie. Leiden Sie zum Beispiel unter hohem Blutdruck oder fühlen Sie sich wütend und leicht irritierbar, dann ist ein Überschuss an roter Energie vorhanden.

Die geeignete Farbe zur Selbstbehandlung ist somit die Komplementärfarbe: Blau.

Nehmen wir einmal an, dass Sie im Stau stecken und jetzt zu spät für eine wichtige Sitzung kommen werden. Selbstverständlich können Sie keine farbigen Lampen gegen Ihre aufsteigende Frustration einsetzen, aber Sie können mit Blau meditieren (siehe Seiten 140-143) oder betrachten Sie den Himmel. Sie werden feststellen, dass Ihr Groll sich verkleinert und Sie ruhiger werden.

Ähnlich verhält es sich, wenn Sie im Schönheitssalon für eine entspannende Massage in einem gelb gestrichenen Raum liegen. Sogar die blassen Töne von Gelb können überstimulierend wirken. Fragen Sie die behandelnde Person, ob sie ein violettes Tuch hat, das sie über Sie legen kann oder visualisieren Sie Violett (siehe Seiten 146-147). Sie werden bald feststellen, dass die Umgebung Sie nicht mehr stört.

Behandlungszeiten

Das Prinzip der Behandlung mit Komplementärfarben ist überaus wichtig in der Farbtherapie. Vergessen Sie deshalb nie, eine Therapie mit einer Komplementärfarbe mit der gegenseitigen Komplementärfarbe abzuschließen. Nehmen wir zum

Beispiel einmal an, dass Sie eine Behandlung mit Blau für einen zu hohen Blutdruck, was ja bekanntlich „rote" Zustände sind, machen. Es ist absolut notwendig, dass Sie als Abschluss mit Rot behandelt werden.

Viele Farbtherapeuten, vor allem jene, die Farben oder Filter für die Behandlung verwenden, haben die Behandlungszeiten der Farben auf die Minute genau berechnet. Möchten Sie sich selber behandeln, ist deswegen angebracht, wenn Sie einen qualifizierten Therapeuten über die Behandlungszeiten befragen.

Grün

Wenn Sie Zweifel über die Wirkung einer Farbe haben oder sich zu lange einer bestimmten Farbe ausgesetzt haben, können Sie sich immer mit Grün behandeln oder es einfach visualisieren, um die Situation zu entspannen.

Grün ist eine neutrale Farbe und korrigiert jegliche von Ihnen ausgelöste Unausgeglichenheit aus.

METHODEN DER FARBTHERAPIE

Dieser Teil des Buches führt Sie in die Methoden der Farbtherapie ein, damit Sie sich ganz einfach selber behandeln können ohne große Kosten oder Umtriebe. Es kann sein, dass Sie sich entmutigt oder gestresst fühlen, oder aber unter einer körperlichen Krankheit leiden. Was auch immer es ist, Sie spüren das Ungleichgewicht der Energie, das durch Farbe behandelt werden kann, in sich. Einige der beschriebenen Methoden datieren sehr weit in die Vergangenheit zurück, wie das Atmen der Farbe oder das Trinken von farbigem Wasser. Andere Methoden wiederum sind moderner und beinhalten Lampen. Alle Therapien sind einfach erklärt und gut durchführbar. Bedenken Sie, dass man allein unter Anwendung der Farbtherapie nicht alles heilen kann. Bei größeren gesundheitlichen Problemen sollten Sie zusätzlich einen Arzt oder Apotheker konsultieren.

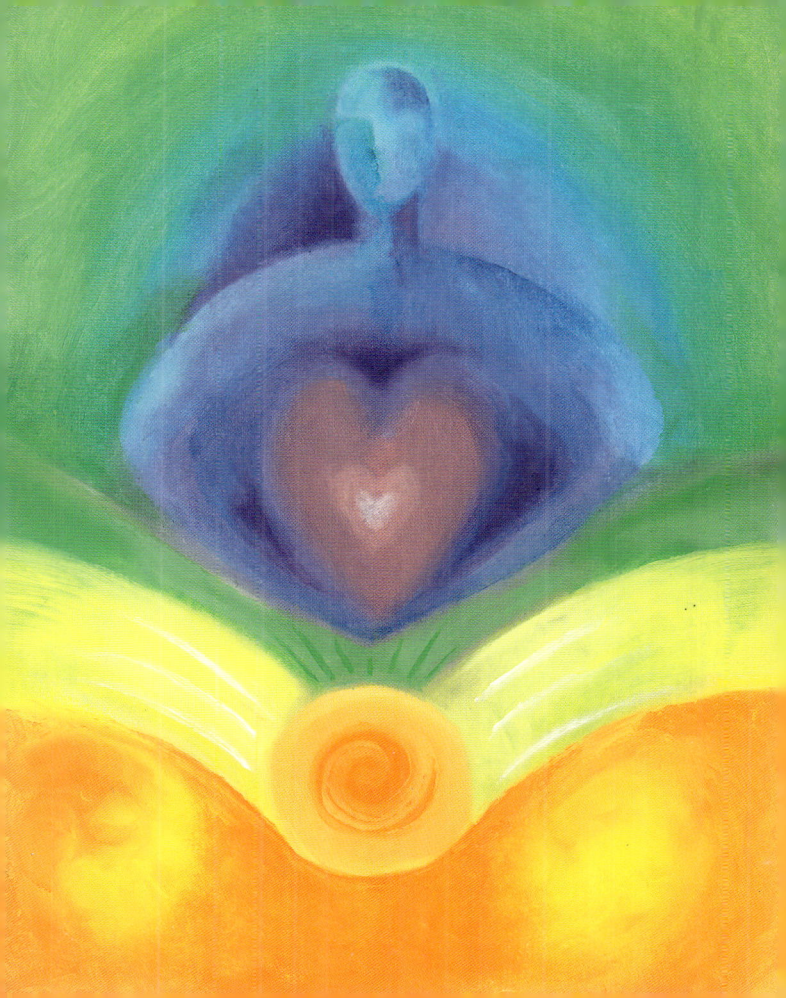

Die Aura

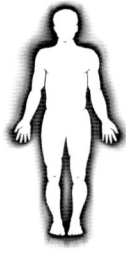

Farbschichten

*Der menschliche Körper ist von verschie-
denfarbigen Licht– und Energieschichten
umgeben: der Aura.*

Eine Aura ist das Licht, das vom Körper eines Menschen oder eines Tie-
res ausstrahlt. Sie existiert auch bei
Pflanzen, Steinen und anderen Gegen-
ständen. Meist wird eine Aura als eier-
mig oder oval beschrieben und bei den
meisten Menschen strahlt sie 5-8 Zentime-
ter um den Körper in verschiedenen
Schichten oder Ebenen und in unterschiedlichen Farben. Die Schicht oder
Ebene, die dem Körper am nächsten
liegt, ist der Ätherkörper, da sein feinstoffli-
ches Gegenstück der physische Körper
ist. Der Ätherkörper zieht die notwendige

Lebenskraft aus der Atmosphäre und verteilt sie über die Chakren an die Energiezentren im Körper (siehe Seiten 100-
101).

Das Lesen der Aura

Die Aura sagt sehr viel über den körperlichen, geistigen oder emotionalen
Gesundheitszustand einer Person aus. Die
Größe und der Zustand der Aura sind
abhängig von der Entwicklungsstufe. Je
weiter jemand entwickelt ist, desto größer
und heller wird die Aura. Die Aura einer
Person, die nicht gesund oder deren Ener-
gielevel niedrig ist, scheint blasser und
kleiner als normal. Zu Beginn des zwanzigsten Jahrhunderts erfand Dr. W.J. Kilner
ein Gerät, das als Kilner-Schirm bekannt
wurde. Es ist eine Art Linse, die aus zwei
Glasteilen besteht, zwischen welche eine
indigo-violett gefärbte Lösung gegeben
wird, und die Kilner und seinen Kollegen
dazu diente, die Aura ihrer Patienten zu
erkennen und dementsprechend ihre Diagnose zu stellen. Ein Überschuss an Rot,
zum Beispiel, wies auf Stress hin, wofür
eine Behandlung mit Blau angezeigt war;

übermäßig viel Blau entsprach einem Energiemangel, was eine rote Therapie erforderte.

Kirlianfotografie

1939 entdeckte der russische Forscher Semyon Kirlian, wie das Energiefeld eines Menschen oder Gegenstandes fotografisch festgehalten werden kann. Dies weckte das Interesse an der Aura. Er demonstrierte, wie die Fotografie eines frisch gepflückten Blattes ein klares helles Energiefeld aufwies, eine Stunde später aber das Energiefeld bereits an Größe und Helligkeit geschrumpft war. Kürzlich bewies Dr. Thelma Moss von der University of California, Los Angeles auf, dass anhand der Kirlianfotografie krebsartiges Gewebe von gesundem unterschieden werden kann. Als Diagnosemittel bleibt diese Methode umstritten.

Der Wetterhahn der Seele

Der bekannte amerikanische Hellseher Edgar Cayce sprach es wunderbar aus, als er von sich selber sagte: „Die Aura ist der Wetterhahn der Seele. Sie zeigt mir, woher der Wind des Schicksals weht."

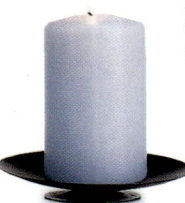

Schein
Die Aura einer Kerze ist der feine Schein, der sie umgibt.

DAS SEHEN EINER AURA

Heutzutage kann man sich an einer spirituellen Messeausstellung einfach vor einen Computer setzen und seine Aura innerhalb von Sekunden fotografieren lassen. Mit etwas Übung aber ist es möglich, auch wenn Sie nicht hellseherisch veranlagt sind, die Aura von anderen Menschen mit bloßen Augen zu erkennen.

Die Aura im Blickfeld

Die meisten von uns wissen aus Erfahrung, dass bei längerer Betrachtung einer brennenden Kerze ein feiner, ausfransender Schimmer sichtbar wird. Dies ist die Aura oder Korona der Kerze. Das Sehen von Auras setzt die Fähigkeit voraus, etwas während längerer Zeit entspannt betrachten zu können. Die auf den Seiten 140-145 beschriebenen Meditationstechniken helfen Ihnen dabei. Versuchen Sie folgendes mit jemandem, den Sie kennen: Konzentrieren Sie sich auf einen oberen Körperteil wie Mund oder Ohren und entspannen Sie sich. Nach einiger Zeit beginnen Sie, einen Schein um Kopf und Schultern und schließlich um den ganzen Körper zu sehen. Eines Tages werden Sie dann fähig sein, die verschiedenen vom Köper ausgestrahlten Farben zu sehen.

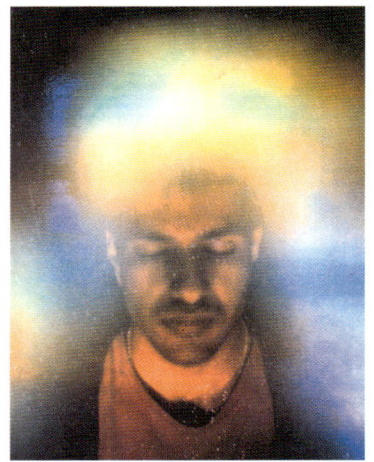

Der Schlüssel zur Gesundheit

Die Aurafarben sind je nach Gesundheitszustand, emotionalem Befinden und spiritueller Entwicklung der Person unterschiedlich, aber Sie werden schnell lernen, diese richtig auszulegen. Bei der Aura einer kranken oder depressiven Person, zum Beispiel, sind die Farben eher dunkel oder unterdrückt, bei der Aura von jemandem der wütend ist, wird viel rot enthalten sein, und bei der Aura eines Heilers oder Beraters ist viel Violett vorhanden, was die Farbe der uneigennützigen Hilfe ist.

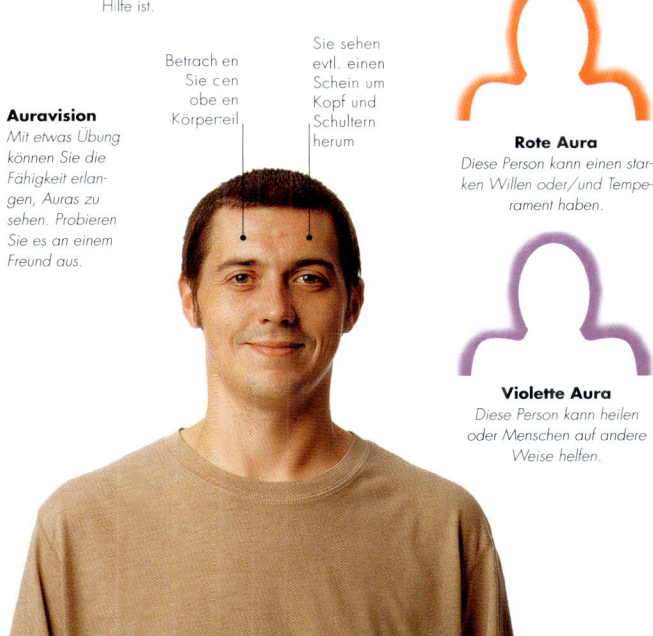

Dunkelgrüne Aura
Diese Person kann verbittert, eifersüchtig oder rachsüchtig sein.

Rote Aura
Diese Person kann einen starken Willen oder/und Temperament haben.

Violette Aura
Diese Person kann heilen oder Menschen auf andere Weise helfen.

Betrachten Sie einen oberen Körperteil

Sie sehen evtl. einen Schein um Kopf und Schultern herum

Auravision
Mit etwas Übung können Sie die Fähigkeit erlangen, Auras zu sehen. Probieren Sie es an einem Freund aus.

Die Chakren

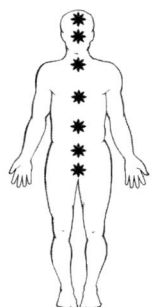

Die Hauptchakren
*Fünf der wichtigsten Chakren befinden
sich entlang der Wirbelsäule. Sie stehen für bestimmte Energien.*

Die Ebenen der Aura stehen in Beziehung zu den Hauptchakren.
„Chakra" ist das Sanskritwort für
„Rad" und dieses Energiezentrum dreht
sich im oder gegen den Uhrzeigersinn, je
nachdem ob es Energie aufnimmt oder
abgibt. Jedes Chakra ist einem Körperteil
zugeordnet und wird mit dem entsprechenden Organ oder der zugehörigen
Drüse assoziiert. Ihnen werden auch verschiedene Eigenschaften zugesprochen:
körperliche, emotionale und geistige.

Die sieben Energiezentren

Das Wurzelchakra befindet sich am
Ansatz der Wirbelsäule und wird mit dem
unteren Teil des Körpers assoziiert: Den
Beinen, Füssen und Eingeweiden sowie
den Fortpflanzungsorganen. Unser Sinn
für Realität, die Fähigkeit in der Welt
zurechtzukommen und die Vitalität ist von
diesem Chakra abhängig. Das Sakralchakra liegt im Beckenbereich, unmittel-
bar unterhalb des Bauchnabels und ist
das sexuelle Energiezentrum des Körpers.
Es wird mit der Leber, der Bauchspei-
cheldrüse, der Milz, den Nieren und der
Blase assoziiert und regelt den Flüssig-
keitshaushalt. Es beeinflusst auch unser
Wohlbefinden. Über dem Bauchnabel
liegt das Solarplexuschakra, das mit dem
Magen und der Funktion des sympathischen Nervensystems zusammenhängt.
Dieses Chakra regiert über die Leiden-
schaft oder das „Bauchgefühl" und es
beeinflusst unsere Wahrnehmung der per-
sönlichen Stärke.

Das Herzchakra liegt in der Mitte des
Brustkorbs und steht für die Thymusdrüse,
die eine wichtige Rolle im Immunsystem

spielt. Es reguliert unser emotionales Gleichgewicht und herrscht über Liebe, Mitgefühl und Freundlichkeit. Das Halschakra liegt im vorderen Teil des Halses und ist mit der Schilddrüse verbunden, die den Körpermetabolismus kontrolliert. Es ist das Zentrum der Sprache, der Kommunikation und des Selbstausdrucks. Das Stirnchakra ist zwischen den Augenbrauen im Zentrum der Stirn situiert und wird mit der Hirnanhangdrüse, die die Hormonproduktion kontrolliert, assoziiert. Dieses Chakra ist als drittes Auge bekannt, da es hellseherisch ist. Das Kronenchakra liegt in oberen Kopfbereich. Es ist mit der Zirbeldrüse verbunden, welche die unbewussten Körperprozesse steuert. Das Kronenchakra ist das Zentrum der Spiritualität oder der Seele.

Nadis

Die Chakren sind mit der Nadis, Sanskritwort für „Röhre oder Ader", verbunden. Nadis sind Energiekanäle durch die das Prana, der Atem des Lebens, in den Körper hinein fließt. Es gibt zahlreiche verschiedene Nadis im Körper, sie entsprechen den Akupunkturmeridianen.

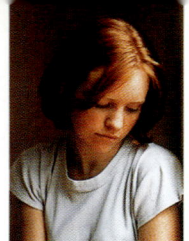

Blockierte Energie

Ist eine Person krank oder niedergeschlagen, sind die Chakrafarben schwächer und der Energiefluss ist blockiert. Disharmonie zeigt sich in der Aura.

DIE FARBEN DER CHAKREN

Der Ätherkörper, der den physischen Körper umgibt, wirkt wie eine Art Prisma, er bricht das Licht in die Farben des Spektrums, die dann in den Chakren resonieren. Die Farbe des Basischakren ist Rot, die des Sakralchakren Orange, die des Solarplexuschaktras Gelb, die des Herzchakren Grün, die des Halschakren Blau, die des Stirnchakren Indigo und die des Kronenchakren Violett.

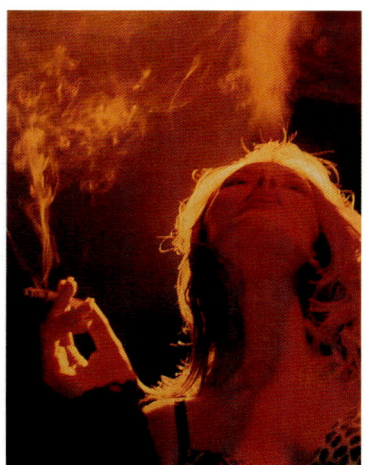

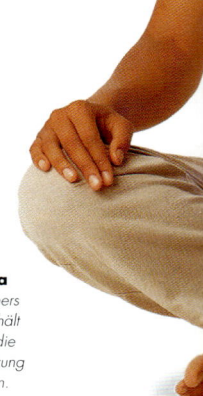

Geschädigte Aura

Die Aura eines Rauchers oder Alkoholikers enthält kleine Staubflecken, die die Körperverschmutzung zum Ausdruck bringen.

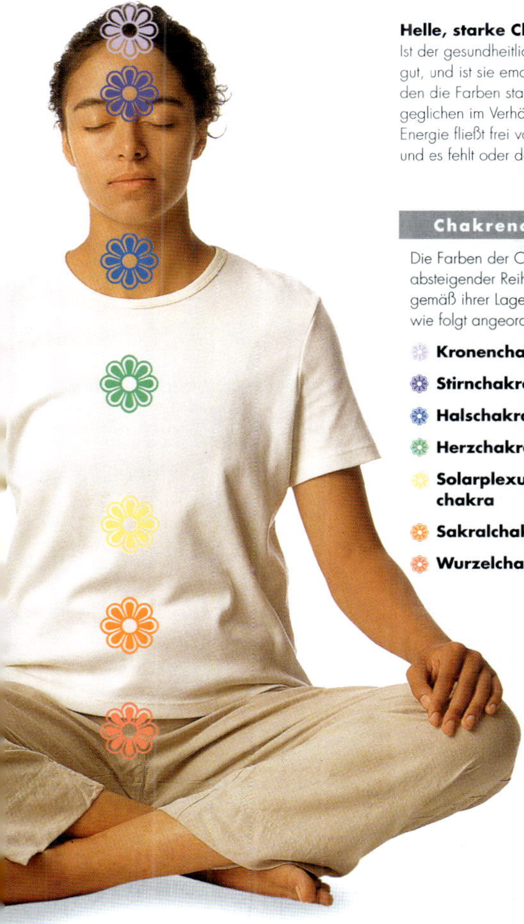

Helle, starke Chakren

Ist der gesundheitliche Zustand einer Person gut, und ist sie emotional ausgeglichen, werden die Farben stark und kräftig sowie ausgeglichen im Verhältnis zueinander sein. Die Energie fließt frei von Chakra zu Chakra und es fehlt oder dominiert keine Farbe.

Chakrenschlüssel

Die Farben der Chakren sind in absteigender Reihenfolge, gemäß ihrer Lage im Körper, wie folgt angeordnet:

- **Kronenchakra** Violett
- **Stirnchakra** Indigo
- **Halschakra** Blau
- **Herzchakra** Grün
- **Solarplexus-chakra** Gelb
- **Sakralchakra** Orange
- **Wurzelchakra** Rot

Blockaden in den Chakren

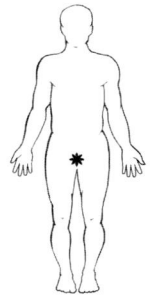

Wurzelchakra
Eine Blockade des Wurzelchakren beeinträchtig die Lebenskraft und führt zu Erschöpfungsgefühlen.

Werden unsere Gefühle blockiert und der Energiefluss der Chakren gestört, geht es uns körperlich und seelisch schlecht. Dies kommt auf verschieden Arten zum Tragen, je nachdem, welches Chakra betroffen ist. Die Auras von emotional oder körperlich blockierten Menschen, möglicherweise als Resultat von Gefühlen, die sie nicht akzeptieren oder loslassen können, enthalten viel Grau. Mit der Zeit kann sich dies zu einem Knoten aufstauen. In diesem Zusammenhang ist Grau die Farbe der Angst und des Zweifels, es ist also die Farbe des Übergangs und weist auf mögliche Veränderungen hin. Ist das Wurzelchakra betroffen, haben wir keine Energie Dinge zu unternehmen oder wir leiden unter chronischen Rückenschmerzen. Diese körperlichen Probleme können auch mit Gefühlen der Unsicherheit oder des Verlassenseins einhergehen. Ein Überschuss an Energie auf diesem Gebiet kann zu gewalttätigem, unkontrolliertem Verhalten führen. Leidet das Sakralchakra unter Funktionsstörungen, kommt es zu Problemen im Beckenbereich oder Probleme sexueller Natur.

Blockaden im Solarplexuschakra können körperliche Auswirkungen haben wie Geschwüre oder andere Magenprobleme, Verstopfungen, Diabetes oder Hepatitis. Die psychologischen Probleme, die entstehen können, beinhalten Stress und Unruhe. Da dieses Chakra mit unserer Mentalität zusammen hängt, kann es zu Problemen beim klaren Denken oder treffen von Entscheidungen kommen.

Probleme mit den oberen Chakren

Jegliche Störungen im Herzchakra können zu Herz- oder Lungenproblemen führen; ebenso wie zu Beziehungsproblemen, da dies der Sitz der Liebe ist. Diese Störung kann in Verbindung stehen mit einem Mangel an Selbstliebe oder Misstrauen gegenüber anderen. Blockaden im Halschakra manifestieren sich als Schilddrüsenprobleme oder Halsschmerzen. Sie können auch Schwierigkeiten in der Aussprache oder im sprachlichen Ausdruck, oder rechthaberische und voreingenommene Verhaltensweisen mit sich bringen. Ist das Stirnchakra unstabil, leiden wir unter Schlafstörungen, Müdigkeit, Kopfschmerzen oder nervösen Beschwerden. Ebenso wenig können wir unseren Intuitionen oder Realitätswahrnehmungen trauen. Eine Fehlfunktion des Kronenchakren wird auch mit nervösen Beschwerden wie Multipler Sklerose in Verbindung gebracht. Es wird auch mit dem Fehlen eines spirituellen Bewusstseins und einem Gefühl der Sinnlosigkeit gegenüber dem Leben assoziiert.

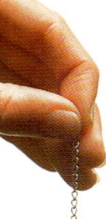

Antwort
*Pendeln kann helfen,
um die Antwort auf
eine Frage zu finden.*

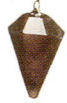

PENDELN
Falls Sie spüren, dass sich etwas seltsam anfühlt, sei es körperlich oder seelisch, sie aber nicht sicher sind, welche Farbe Ihnen hilft, die Energie wieder ins Lot zu bringen, können Sie es mit Pendeln probieren. Dazu benötigen Sie ein Pendel, das Sie ganz einfach selber herstellen können.

Das Herstellen und Verwenden eines Pendels

Nehmen Sie einen Kristall, der eine spezielle Wirkung auf Sie hat, und wickeln Sie ein langes Stück Schnur um ihn. Stellen Sie sicher, dass genug Schnur zum Pendeln übrig ist. Dann schlagen Sie den Farbkreis auf Seite 35 in diesem Buch auf, außer Sie möchten selber einen solchen herstellen.

Jetzt müssen Sie herausfinden, wie das Pendel für Sie funktioniert. Fragen Sie laut oder in Ihrem Kopf, in welche Richtung es für ein „Ja" schwingt. Nach ein oder zwei Sekunden wird das Pendel sich zu bewegen beginnen, um den gegen den Uhrzeigersinn, von einer Seite zu anderen. Wiederholen Sie dies für ein „Nein" und vielleicht auch für ein „Ich weiß es nicht".

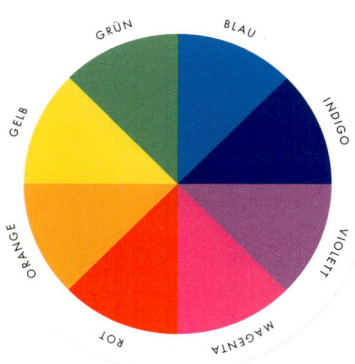

Farbkreis
Dieser Farbkreis enthält Magenta, das zwischen Rot und Violett liegt.

Farbpendeln

Jetzt sind Sie bereit für das Pendeln. Überlegen Sie sich zuerst die Frage, die Sie sich stellen möchten, und formuliere diese dann so, dass sie nur mit Ja oder Nein beantwortet werden kann. Fühlen Sie sich zum Beispiel niedergeschlagen, wissen aber nicht, welche der warmen Farben Sie benötigen, fragen Sie: „Brauche ich Rot, Gelb oder Orange?" Halten Sie dann das Pendel über den Farbkreis und beobachten Sie, in welche Richtung es schwingt. Es kann sein, dass es direkt die benötigte Farbe anzeigt. Dann müssen Sie nur noch eine der Methoden der Farbtherapie, wie sie hier beschrieben werden, anwenden.

Stellen Sie sich mental eine Frage

Intuition

Das schöne an dieser Methode ist, dass Sie Ihre eigene Intuition gebrauchen und nicht von einer außen stehenden Person abhängig sind.

Halten Sie das Pendel über den Farbkreis

Achten Sie auf die Schwingrichtung

Heilen mit farbigem Licht

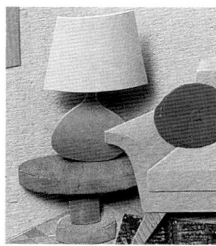

Atmosphäre
Farbiges Licht ist eine äußerst effektive Art, um Zuhause die gewünschte Raumatmosphäre zu schaffen.

Die Behandlung mit farbigem Licht kann über den ganzen Körper verteilt werden, vor allem dem Rücken, und wird als Revitalisierer verwendet, oder auf einen Punkt konzentriert, wo Sie sich unausgeglichen fühlen. Falls Sie unschlüssig sind, mit welcher Farbe Sie sich behandeln sollten, versuchen Sie es mit Pendeln oder schlagen Sie in diesem Buch nach und zwar bei den einzelnen Farben, wo in Listen die emotionalen Zustände aufgeführt sind.

Kerzenlicht

Eine andere preiswerte aber effiziente Methode ist das Anzünden von Kerzen in einem farbigen Kerzenhalter. Fühlen Sie sich zum Beispiel gestresst, zünden Sie eine Kerze in einem indigoblauen Kerzenhalter an. Dies wirkt beruhigend und ist auch gut zur Meditation geeignet. Kerzenlicht ist weich und sanft. Wird es mit farbigem Glas kombiniert, kann es helfen, eine bestimmte Stimmung zu erwecken.

Mit farbigem Licht Heilen

Das Heilen mit farbigem Licht ist bekannt als Chromatherapie, das vom griechischen Wort Khroma für Licht abgeleitet ist. Diese Art von Heilung ist sehr alt. Bereits früher wurden Glas oder Kristalle als Filter für das Sonnenlicht verwendet. Heutzutage gibt es eine ganze Reihe von Lampen für diverse, spezielle Heilprozesse. Es gibt immer eine Lampe, die Ihre Umgebung mit der benötigten Farbe ausleuchtet, sei es Blau zur Entspannung oder Orange als Aufmunterung usw. Sie können sogar, ohne viel Geld auszugeben, Ihre eigene farbige Lampe herstellen, indem Sie farbige Filter von einem Beleuchtungsfachgeschäft kaufen. Diese können über die gewöhnliche Lampe gelegt werden, doch achten Sie auf genügend Abstand zwischen Filter und Glühbirne, ansonsten könnte sich der Filter entzünden. Oder Sie kaufen ganz einfach farbige Birnen, die vielerorts erhältlich sind und schrauben diese in die vorhandenen Lampen. Ist Ihr Schlafzimmer ein kalter Raum, können Sie zum Beispiel eine apricot- oder pfirsichfarbene Birne in Ihre Nachtischlampe montieren, was für ein warmes Licht sorgt.

Die Natur von Farbe

Licht reist in Wellen auf verschiedenen Frequenzebenen je nach Farbe durch den Raum. Violett strahlt in kurzen Wellen und beruhigt, Rot hingegen strahlt in langen Wellen und belebt.

FARBIGE LICHTQUELLEN
Möchten Sie einen spezielle Körperstelle mit farbigem Licht behandeln, ist es am besten, einen qualifizierten Farbtherapeuten aufzusuchen, da dieser Ihnen die richtige Farbe und die genaue Behandlungszeit angeben kann. Tragen Sie zur Behandlung helle Kleidung, da dies eine bessere Aufnahme der Farbe gewährleistet. Würden Sie eine andere Farbe tragen, könnte es sein, dass diese die Behandlung negativ beeinflusst.

Lichtquellen
Es gibt speziell hergestellte Lichtinstrumente, die sicher im Umgang sind, solange Sie sich an die Gebrauchsanweisungen halten. Möchten Sie aber nur eine allgemein heilende Wirkung, dann können Sie einen farbigen Filter über die Lampe legen oder eine farbige Glühbirne einsetzen, sei es eine frei stehende Lampe, eine Nachttischlampe oder eine Bürolampe.

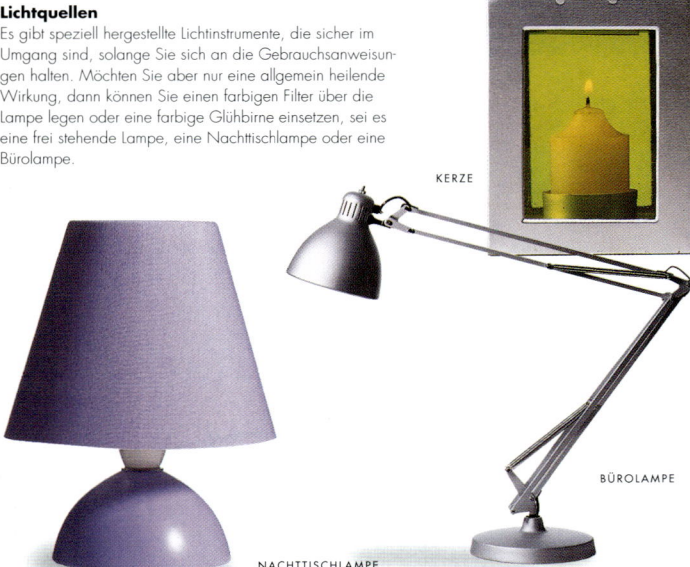

KERZE

BÜROLAMPE

NACHTTISCHLAMPE

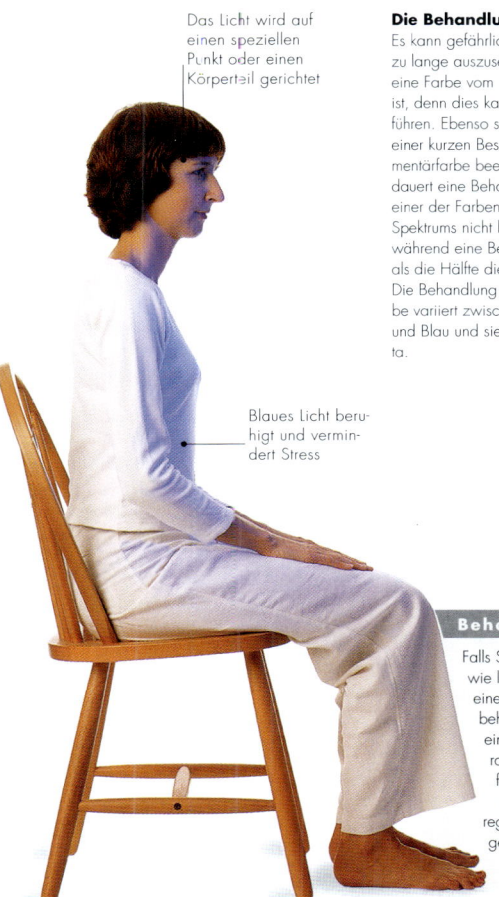

Das Licht wird auf einen speziellen Punkt oder einen Körperteil gerichtet

Blaues Licht beruhigt und vermindert Stress

Die Behandlung mit Licht

Es kann gefährlich sein, sich einer Farbe zu lange auszusetzen, vor allem wenn es eine Farbe vom roten Ende des Spektrums ist, denn dies kann zu Ungleichgewicht führen. Ebenso sollte die Behandlung mit einer kurzen Bestrahlung der Komplementärfarbe beendet werden. In der Regel dauert eine Behandlung mit Grün oder einer der Farben des blauen Endes des Spektrums nicht länger als 15 Minuten, während eine Behandlung mit Rot weniger als die Hälfte dieser Zeit ausmachen sollte. Die Behandlung mit der Komplementärfarbe variiert zwischen drei Minuten für Rot und Blau und sieben für Grün und Magenta.

Behandlungszeit

Falls Sie unschlüssig sind, wie lange Sie sich mit einer speziellen Farbe behandeln sollten, kann ein qualifizierter Farbtherapeut Ihnen weiterhelfen, vor allem dann, wenn Ihr Zustand regelmäßige Behandlungen erforderlich macht.

Heilen mit farbigem Wasser

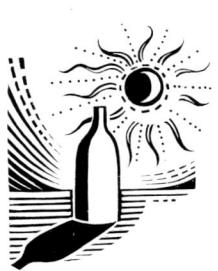

Sonnenstrahlen
*Wasser wird energetisiert, indem es in
einer farbigen Flasche an die Sonne
gestellt wird.*

Dies ist eine der ältesten Methoden der
Farbtherapie. Sie wird in Indien von Ärzten der Ayurvedamedizin noch immer zur
Erleichterung von körperlichen Schmerzen
und Gebrechen ausgeübt. Die Methode
ist ganz einfach: ein farbiger Behälter
wird mit Wasser gefüllt und in die Sonne
gestellt. Dieser Prozess wird Energetisie-
rung genannt. Die Sonnenstrahlen energetisieren das Wasser mit den Eigenschaften der Farbe, die Sie für den Behälter
ausgesucht haben. Die alten Ägypter fer-

tigten aus diesem Grund blau lasierte
Töpfe an. Das moderne Gegenstück
diese ägyptischen Töpfe sind die heutigen
farbigen Flaschen und Töpfe, die für verschiedene Getränke verwendet werden.

Zum Beispiel wird Mineralwasser
hauptsächlich in verschiedenen blauen
und grünen Flaschen zum Kaufen ange-
boten. Diese Farben wurden von den
Herstellern bewusst für ihre kühlende, erfri-
schende und durst stillende Wirkung ausgewählt: Probieren Sie einmal Wasser
aus einem durchsichtigen Glas und dann
aus einem blauen oder grünen Glas. Die
meisten Menschen empfinden das Wasser aus farbigem Glas als kälter und frischer.

Das Dekantieren von Flüssigkeiten

Dieses Prinzip dient zur Anwendung sämt-
licher Flüssigkeiten außer Wasser. Sie
können Milch, Medizin, Öl, Lotionen, etc.
in einem Behälter der entsprechenden
Farbe zur Verbesserung der Wirkung

dekantieren. Geben Sie zum Beispiel die Milch in ein oranges Glas für ein tonisierendes Getränk am Morgen; den Hustensirup in eine grüne Flasche, um die Anzeichen einer Erkältung oder Grippe zu lindern; die Lavendelkörperlotion in einen violetten Behälter, zur Förderung der beruhigenden und entspannenden Wirkung. Sie können dieses Prinzip sogar zur Aufbewahrung von haltbaren Lebensmitteln anwenden. Im Allgemeinen kann gesagt werden, dass mit Farben energetisiertes Trinkwasser folgende Wirkungen hat: mit Rot eine wärmende, mit Orange eine vitalisierende, mit Gelb eine stimulierende, mit Grün eine ausgleichende und stablisierende sowie mit Blau, Indigo oder Violett eine beruhigende.

Der Sonnengott Ra

Im alten Ägypten stellten die Priester Schalen mit Obst- und Gemüsesäften zur Aufnahme der Energie des Sonnengottes Ra in die Sonne. Diese Schalen waren mit Juwelen der Farben der Früchte bestückt, um die Wirkung zu verstärken.

Sonnenaufgang
Der Sonnenaufgang bringt einen neuen Tag mit Licht, Energie und Wärme.

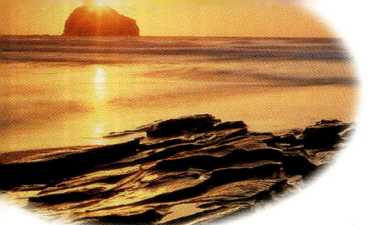

FARBIGES WASSER

Das Trinken von energetisiertem Wasser ist eine der sichersten Methoden, Farbe im Körper zu absorbieren. Wenn Sie wissen, welche Farbe Sie benötigen, brauchen Sie nur einen Krug mit Wasser zu füllen und mit einem farbigen Filter der entsprechenden Farbe an die Sonne zu stellen. Lassen Sie ihn für mindestens eine Stunde stehen. In einer Flasche mit Schraubverschluss und im Kühlschrank gelagert, behält das Wasser seine Wirkung für bis zu zwei Tage.

Energetisieren
Wasser, das mit den Farben vom roten oder warmen Ende des Spektrums geladen wurde, wird wegen der stark stimulierenden Wirkung am besten am Morgen getrunken.

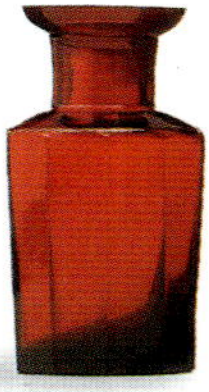

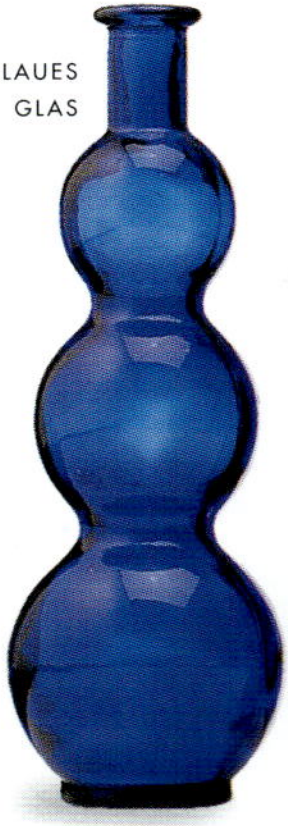

ROTES GLAS

ORANGES GLAS

GELBES GLAS

BLAUES GLAS

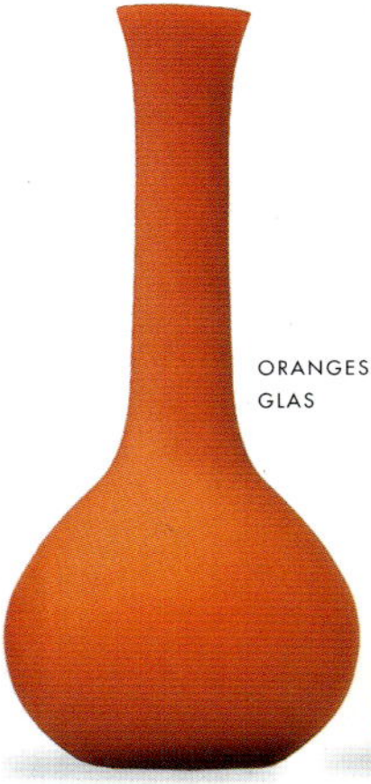

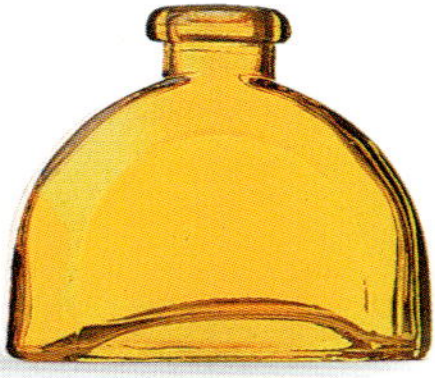

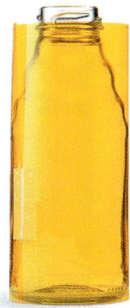

Das Herstellen von energetisiertem Wasser

Mineralwasser oder gefiltertes Wasser ist am besten zur Herstellung von energetisiertem Wasser geeignet. Sie können einen farbigen Filter um das Glas herum aufkleben oder ein farbiges Glas oder eine farbige Flasche verwenden. Stellen Sie dieses dann an die Sonne, und zwar so, dass das Licht durch die Farbe einfällt, damit das Wasser damit aufgeladen wird. Lassen Sie das Glas oder die Flasche für mindestens eine Stunde im direkten Sonnenlicht stehen, wenn es bewölkt ist sogar länger. Das Wasser kann im Kühlschrank für bis zu zwei oder drei Tage aufbewahrt und bei Bedarf konsumiert werden.

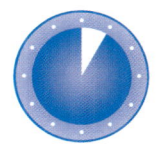

Eine Stunde

Eine Stunde in der Sonne genügt, um das Wasser aufzuladen.

Geschmack

Sie werden feststellen, dass mit einer Farbe vom blauen Ende des Spektrums energetisiertes Wasser anders schmeckt und länger frisch bleibt als Wasser, das mit einer Farbe vom roten Ende des Spektrums energetisiert wurde.

Beruhigend

Trinken Sie grünes, blaues und violettes Sonnenenergie-Wasser wegen seiner beruhigenden Wirkung zu späterer Stunde.

VIOLETTES GLAS

INDI-
GOFAR-
BENES
GLAS

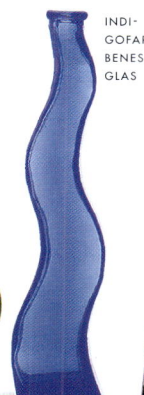

GRÜNES
GLAS

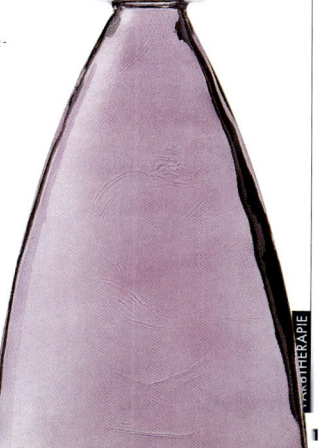

Farbige Bäder

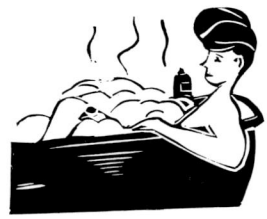

In Farbe eintauchen

In ein farbiges Bad einzutauchen ist eine sehr angenehme und erholende Art von Farbtherapie.

Eine andere Art, die Energie der Farbe aufzunehmen, ist ein farbiges Bad zu nehmen. Dies kann auf verschiedene Arten erfolgen: Sie können Färbemittel verwenden, um dem Wasser die gewünschte Farbe zu geben, oder wenn Sie es natürlicher mögen, können Sie Badesalze, Blüten oder Blütenessenzen, Kräuter oder ätherische Öle hinzugeben. Es gibt eine Fülle an farbigen Badezusätzen, aber die meisten davon sind synthetisch und werden nur für ihren Duft verkauft. Einige Produkte enthalten ätherische Öle, die hundertprozentig natürlich, und daher sehr gut sind. Nicht nur werden diese durch die Haut aufgenommen, sondern auch durch das Einatmen des warmen Badewassers. Geben Sie einem farbigen Bad ätherische Öle hinzu, erinnern Sie sich daran, nur ein paar Tropfen zu verwenden und lesen Sie die Gebrauchsanweisung auf der Packung.

Duft mit Farbe

Dem Badesalz können auch verschiedene Öle für die Verminderung von Stress, zur Entspannung des Geistes oder zum Wohlfühlen hinzu gegeben werden. Die Kombination von Duft mit Farbe ist besonders heilend. Sollten Sie sich also von einem bestimmten Blütenduft oder seiner Wirkung auf Sie angezogen fühlen, können Sie ganz einfach ein paar dieser Blütenblätter ins Bad einstreuen. Probieren Sie es mit einer Handvoll rosafarbener Rosenblätter für ein Gefühl des Wohlergehens oder nehmen Sie einen Strauß Fresien, deren schwerer Duft für das Aufsteigen von Glücksgefühlen sorgt. Fresien gibt es in vielen verschiedenen Farben und so können Sie die Ihrer Stimmung entsprechende Farbe aussuchen.

Blütenessenzen

Blütenessenzen werden hergestellt aus Blüten, die in reines Wasser gelegt und dem direkten Sonnenlicht ausgesetzt und energetisiert wurden. Zur Herstellung einer Tinktur wurde ihnen Alkohol hinzu gegeben. Das bekannteste Heilmittel aus solchen Blüten sind die Bachblüten. Diese wurden nach Dr. Edward Bach benannt, dessen Forschung von 1923 bis 1932 diese Art von Therapie hervorbrachte. Bach teilte seine Heilmittel in sieben Gruppen ein, denn jede wurde mit einer anderen Farbe assoziiert, um die verschiedenen negativen Geisteszustände zu heilen. Bachblüten können für die gewünschte Wirkung einem Farbbad beigefügt werden.

Edward Bach

Nach dem ersten Weltkrieg arbeitete Bach in einem homöopathischen Krankenhaus in London. Er bemerkte schnell, dass die Krankheiten der Menschen mit deren Persönlichkeit zusammen hingen. Vielfach waren negative Stimmungen der Auslöser. Bach begann mit der Entwicklung von Heilmitteln für diese negativen Zustände.

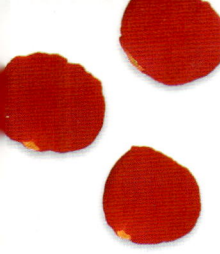

Blumenblüten
*Wenige farbige Blumen-
blüten verstärken die Wirkung des Bades.*

EIN FARBIGES BAD NEHMEN
Achten Sie bei einem farbigen Bad darauf, dass Sie das Wasser nicht zu heiß einlassen, da es sonst die Wirkung der Farbe negativ beeinflusst und das beigefügte ätherische Öl verdampfen könnte. Die Wassertemperatur kann für ein rotes, oranges oder gelbes Bad etwas höher sein, und etwas kühler für ein grünes, blaues, indigofarbenes oder violettes. Es ist auf keinen Fall eine gute Idee, ein zu heißes Bad einzulassen, da dies schlecht für das Herz ist. Am besten eignet sich eine Badtemperatur nahe der Körpertemperatur.

Ätherische Öle
Wenn Sie dem Badewasser ätherische Öle zugeben möchten, lassen Sie zuerst die Wanne voll laufen und geben Sie dann einige Tropfen hinzu. Bei Badesalz genau dasselbe, dies sollte aber aufgelöst sein, bevor Sie in die Wanne steigen. Entspannen Sie sich mindestens 10 bis 15 Minuten im Bad, damit die Energie der verwendeten Farbe vom Körper aufgenommen werden kann.

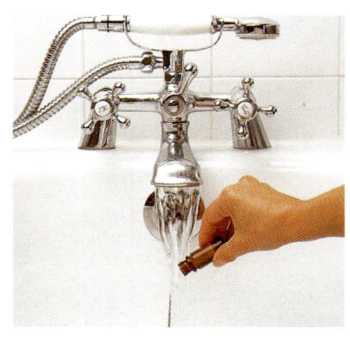

Meditation

Das Bad ist ein guter Ort zum Meditieren (siehe Seiten 140-141) und Sie können gleich zwei Methoden vereinen. Die Visualisierung des gewünschten Effekts wirkt unterstützend (siehe Seiten 146-149). Oder versuchen Sie es mit dem Atmen der Farbe, die Sie aufnehmen möchten (siehe Seiten 134-135). Passen Sie auf, dass Sie wach bleiben und nicht vor lauter Entspannung in der Badewanne einschlafen!

Badesalze

Rosafarbiges Badesalz gibt ein Gefühl von Wohlbefinden und zieht die Wärme und Liebe anderer an.

Temperatur

Farbige Bäder vom roten Ende des Farbspektrums wirken an einem kalten Morgen wärmend. Farbige Bäder vom blauen Ende des Farbspektrums bringen an einem heißen Tag Kühlung.

Warmes Ende des Farbspektrums

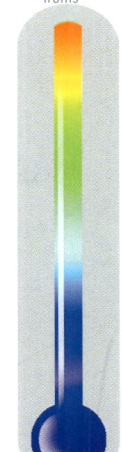

Kaltes Ende des Farbspektrums

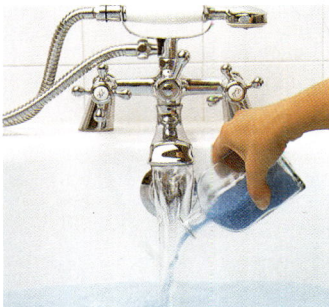

Blau, Indigo und Violett

Ein blaues Bad hilft Ihnen nach einem hektischen Tag abzuschalten und zu entspannen. Ein indigofarbenes Bad hilft Ihnen, dem Alltag zu entfliehen und über höhere Dinge zu meditieren. Ein violettes Bad wird Sie zu neuen Höhenflügen in der Arbeit und im Leben inspirieren. Alle diese Bäder werden am besten zu einer späteren Tageszeit genommen.

Verschiedene farbige Bäder

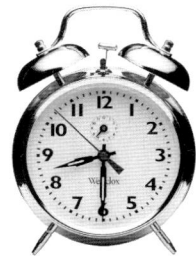

Tageszeit
*Verschiedene farbige Bäder eignen sich
für die unterschiedlichen Tageszeiten.*

Bäder, die am roten oder warmen Ende des Spektrums liegen, werden wegen ihrer lang anhaltenden und stark stimulierenden Wirkung am besten am Morgen genommen. Gehen Sie besonders vorsichtig mit Rot um, da diese Farbe eine sehr starke Energie beinhaltet. Trotzdem ist ein rotes oder oranges Bad an einem Wintermorgen eine gute Behandlung zur Förderung der Blutzirkulation und zur Vorbeugung von Erkältungen und grippalen Infekten. Wenn Sie nicht mehr klar denken oder keine Entscheidungen mehr treffen können, versuchen Sie es durch Zugabe von gelbem Badesalz oder einigen Tropfen Rosmarinöl, das der gelben Farbfrequenz entspricht, zur Anregung und gleichzeitigen Entspannung des Geistes. Ein gelbes Bad sollte nicht vor dem zu Bett gehen genommen werden, da es aufputschend wirkt. Ein grünes Bad ist besonders gut geeignet im Sommer, wenn Sie mit dem Grün der Natur in Einklang sein wollen. Am besten nehmen Sie es am Nachmittag, wenn die morgendliche Hektik abgeklungen ist. Ein solches Bad wirkt erfrischend und entspannend.

Abendliche Bäder

Bäder, die am kalten Ende des Spektrums liegen, werden wegen ihrer beruhigenden Wirkung am besten am Abend genommen. Probieren Sie es mit blauen Badesalzen oder einigen Tropfen Geranienessenz, da dies hilft den Stress und die Angespanntheit des Tages zu mindern. Oder probieren Sie es mit eini-

gen Tropfen Patchouliöl zum Überdenken
von Problemen und zum Herbeiführen von
intuitiven Lösungen. Lavendelöl ist besonders gut als Zusatz für ein Bad kurz bevor
Sie ins Bett gehen geeignet, da es körperlich und emotional entspannend wirkt und
beim Einschlafen hilft. Eber so wirkt es
anti-depressiv.

Das Reinigen der Aura

Von Zeit zu Zeit ist es eine gute Idee, ein
Bad zur Reinigung der Aura zu nehmen.
Die Aura sammelt die negative Energie
der Umgebung und die von anderen
Menschen an. Die meisten kennen das
Gefühl des „Ausgelaugtseins" nachdem
man mit bestimmten Menschen zusammen war. Dies gilt vor allem für Heiler und
andere Hilfe leistenden Menschen. Ein tür-
kisfarbiges Bad ist besonders gut geeignet zur Reinigung der Aura, da es das
Immunsystem stärkt. Ebenso eignen sich
weiße Badesalze. Bereits das Hinzufügen
von gewöhnlichem Meersalz hilft, die
Aura zu stärken und zu erneuern.

*Die Aura ist ein elektromagnetisches
Feld, das unseren Körper umgibt.
Soma stammt vom griechischen
Wort für „Körper". Der Binde-
strich, der die Wörter verbindet, weist auf die Beziehung
der beiden hin.*

AURA-SOMA Der Name dieser speziellen Art
der Farbtherapie erschien der Apothekerin und Fusspflegerin,
Vicky Wall, eines Tages 1984, während ihrer Meditation. Seit
diesem Tag ist die Aura-Soma-Therapie weltweit bekannt. Tausende von Menschen lernen ihre Anwendung und viele
mehr kaufen und verwenden ihre Produkte.

Balance-Flaschen

Wie andere Methoden der Farbheilung funktioniert Aura-Soma
auf den Prinzipien des Gleichgewichts sowie seinen unverkenn-
baren farbigen „Balance-Flaschen". Diese Flüssigkeiten
bestehen aus zwei Schichten:
Die obere ist eine Mischung aus
Ölen und Essenzen, die untere ist
eine Kräuterlösung. Wird die Flasche geschüttelt, entsteht eine
Emulsion, die einmassiert werden
kann. Diese wird von der Haut
aufgenommen und gelangt so in
die Blutzirkulation von wo aus sie
in die Körperorgane weitergeleitet wird, die direkt mit den Chakren verbunden sind (siehe Seiten
100-101).

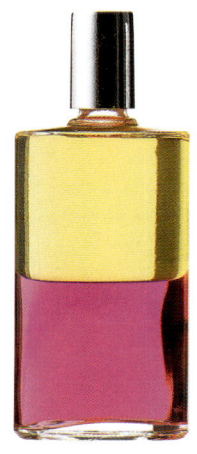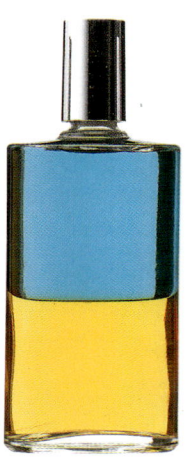

Kronen ———

Wurzel

Kronen ———

Hals

Herz

Kronen ———

Solar ple-
xus

Stirn

Chakren

Für jedes der Hauptcha-
kren gibt es eine entsprechende Balance-Flasche,
deren Farben den Energiefluss unterstützen und das
Gleichgewicht des Körper-
teils wieder herstellen. Es
gibt jede Menge Balance-
Flaschen und Farbkombina-
tionen für die Behandlung
von Beschwerden oder zur
Förderung bestimmter Qua-
litäten.
Diese Balance-Flaschen
können in Alternativläden
oder von Aura-Soma-Fach-
stellen bezogen werden
(siehe Seite 219).

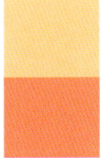

WURZEL
GOLD/ROT

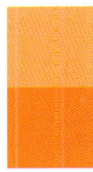

SAKRAL
ORANGE/ORANGE

SOLARPLEXUS
GELB/GOLD

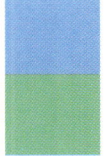

HERZ
BLAU/GRÜN

HALS
BLAU/BLAU

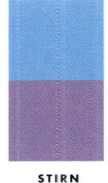

STIRN
BLAU/VIOLETT

KRONEN-
BLAU/ROSA

Vicky Wall

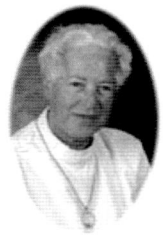

Vision
*Die Farben für die Balance-Flaschen
erschienen Vicky Wall eines Nachts
als Vision.*

Vicky Wall wurde als letztes von sieben Kindern geboren und hatte bereits als Kind psychische und mystische Erfahrungen. In ihrer Autobiografie, „Das Wunder der Farbheilung und die Geschichte eines Lebens", erzählt sie uns die Geschichte, wie sie von ihren Schulkollegen ausgelacht wurde, als sie Bemerkungen über deren Aurafarben gemacht oder als sie die Tante eines Klassenkameraden geheilt hatte. Es war erst später in ihrem Leben, als Vicky die Mischungen aus Ölen und Essenzen entwickelte, die in die schönen farbigen Flaschen von Aura-Soma kamen. Sie hat ihr ganzes Leben immer als eine Vorbereitung für diesen einen Moment betrachtet. In eine chassidische Familie anfangs des zwanzigsten Jahrhunderts geboren, wurde Vicky von ihrem Vater, der Meister des Kabblas, der alten jüdischen Mystik, war, noch als Mädchen in die Heileigenschaften der Pflanzen eingeführt. Als sie um die fünfzig war, erlitt Vicky einen Herzinfarkt in dessen Folge sie Jahre später eine schwere Blutung erlitt, die sie erblinden ließ. Gemäß ihrem Wesen betrachtete sie das verschärfen ihrer Sinne und vor allem ihrer Fähigkeit Auras zu sehen als eine Kompensation.

Die „Teilung der Wasser"

Vicky hatte seit Jahren heilende Lotionen hergestellt, aber eines Nachts, während sie meditierte, sagte ihr eine Stimme „teile die Wasser". Sie war verblüfft, aber in der darauf folgenden Nacht wurde die Anweisung wiederholt. In der dritten Nacht stand sie auf und ohne groß zu wissen, was und wie sie es tat, kreierte sie die heute bekannten Balance-Flaschen. In diesen befanden sich zwei Schichten Flüssigkeit, die Farbe der oberen normalerweise in einer anderen Farbe, als die der unteren. Die Wasser waren geteilt worden. Vicky hatte die Inspiration, verschiedene Variationen ihrer „farbigen Juwelen", wie sie sie nannte, zu machen, und heute gibt es über hundert Balance-Öle. Ebenso entwickelte sie eine Reihe von pflanzlichen Essenzen und Ölen, die sie Pomaden und Quintessenzen nannte. Diese unterscheiden sich von den Balance-Ölen dadurch, dass sie „duftende Dämpfe" abgeben, die dann über das Chakra gefächert werden.

Die Balance-Flaschen

Jede der Balance-Flaschen hat einen eigenen Namen, der auf die Eigenschaften hinweist wie „Friede", „Neuer Anfang" usw. Die Farbkombinationen wirken auf folgenden Ebenen: der körperlichen, geistigen, emotionalen und spirituellen. Ihre Wirkung ist eher subtil, aber sie helfen uns, mit unserem wahren Ich in Einklang zu bleiben.

AURA-SOMA-FARBLESUNG

Die Balance-Flaschen wirken auf verschiedenen Ebenen: der körperlichen, geistigen, emotionalen und spirituellen. Bei einer Aura-Soma-Farblesung werden Sie vier Flaschen aus einer Reihe von Flaschen auswählen müssen. Wählen Sie jene, die Sie anziehen oder lassen Sie sich von Ihrer Intuition führen.

Das Auswählen der Flaschen

Die erste Flasche repräsentiert Ihren Grund für diese Inkarnation, die zweite die Schwierigkeiten, die Sie dabei überkommen müssen, um zu bestehen. Die dritte Flasche steht für das Hier und Jetzt und weist auf, wie es Ihnen momentan geht und die vierte zeigt, was in Zukunft auf Sie zukommen wird. Zusammen ergeben sie das was Vicky Wall den „Spiegel der Seele" nannte.

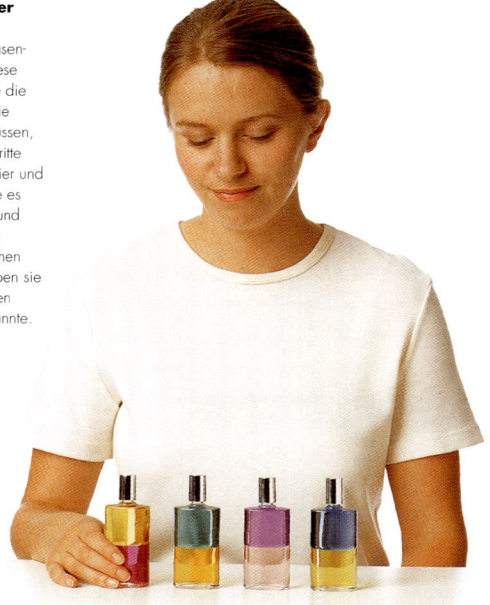

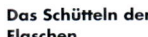

Die Besprechung Ihrer Wahl

Anschließend werden Sie die Wahl Ihrer Flaschen mit der Aura-Soma-Farbtherapeutin besprechen. Diese wird Ihnen helfen, die gewählten Farben mit Ihrem körperlichen, mentalen und emotionalen Zustand sowie der Entwicklung der Seele in Verbindung zu bringen. Sie dürfen die Flaschen jetzt schütteln, so dass die beiden Schichten der Flüssigkeit gut gemischt sind. Während Sie dies tun, geben Sie dem Inhalt von Ihrer Energie, was das Heilpotential verstärkt.

Das Schütteln der Flaschen

Wenn Sie gesund sind, werden die durch das Schütteln der Flasche aufgeworfenen Bläschen sehr schnell wieder verschwinden; sind Sie es aber nicht, wird es einen milchigen Hauch geben und es kann eine Weile dauern, bis dieser sich klärt. Ihre Therapeutin wird Ihnen die beste Anwendung erklären. Eine dieser Methoden könnte das Einreiben der Mischung auf die Haut, sodass Sie die Energie der Farben aufnehmen können, sein. Oder Sie können die Flaschen auch in Ihrem Büro oder zu Hause so aufstellen, damit Sie durch deren Betrachtung die heilenden Eigenschaften wahrnehmen.

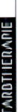

Heilen mit Kristallen, Edel- und Heilsteinen

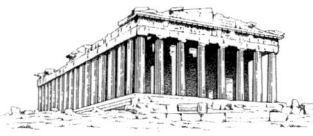

Antike Tempel
In alten Tempeln wurden Kristalle in das Fundament der Tempel und anderer Gebäude eingebaut.

Kristalle, Edel- und Heilsteine entstehen aus den Mineralien der Erdkruste. Ihre größte Anziehungskraft auf die Menschen ist ihre Zeitlosigkeit. Sie haben auf die Menschen seit jeher eine faszinierende Wirkung ausgeübt und sie wurden für den Status, den sie verliehen, das Glück, das sie brachten und vielleicht vor allem für ihre speziellen Heilkräfte, geschätzt. Alte Tempel wurden auf ihnen errichtet, die ägyptischen Pharaos wurden mit ihnen begraben und kein moderner Staatsanlass wäre ohne sie komplett. Kristalle, Edelsteine und Heilsteine sind Teil von Mythen und Legenden und in einigen wurden sie selber zur Legende, wie der berühmte Diamant Koh-i-noor, der 108.8 karätig ist und wörtlich übertragen „Berg von Licht" heißt. Der Koh-i-noor hat eine lange und blutige Geschichte, die bis ins vierzehnte Jahrhundert zurück geht. Seit der Annektierung von Punnjab 1849 ist er Teil der englischen Kronjuwelen.

Kristalle

Kristalle bestehen aus Millionen von Atomen und die Dichte dieser Atome ist für die verschiedenen Formen verantwortlich. Wenn Hitze oder Druck auf einen Quarzkristall einwirken, wird die Atomstruktur gestört, was in einem elektrischen Strom resultiert, der von einem Ende zum anderen fließt.

Dieser Vorgang wird Piezoelektrizität genannt und wird heutzutage bei Radio, Fernsehen und Satellitenkommunikation sowie in der Hochpräzisions-Technologie eingesetzt. Wird der von außen ausgeübte Druck gestoppt, kehren die Atome in ihre Ausgangslage zurück, so dass der Kristall wieder im Gleichgewicht ist. Dies zeigt, dass Kristalle Energie übermitteln und empfangen können. Es wird angenommen, dass sie unsere Gefühle und Emotionen wahrnehmen und beantworten. Ebenso können sie in einem kranken oder unharmonischen Körperteil das Gleichgewicht wieder herstellen. Kristalle und Edelsteine werden in Indien bereits seit langem verwendet. Sie werden von Ärzten der Ayurvedamedizin verschrieben, meist pulverisiert und mit Wasser vermischt oder als Ganzes in eine Flüssigkeit getaucht und an die Sonne gelegt.

Koh-i-noor Diamond

Der Koh-i-noor-Diamant befindet sich im Malteserkreuz in der Mitte der Krone von Königin Elisabeth, der Königinmutter. Die Krone wurde zu Ihrer Krönung 1937 geschmiedet. Ursprünglich war der Diamant 1849 Königin Victoria geschenkt worden, die ihn als Brosche getragen hatte. Nach ihrem Tod wurde er Teil der Kronjuwelen.

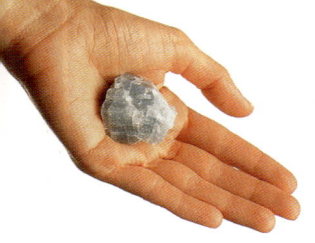

Der Richtige für Sie

Nehmen Sie den Kristall in die Hand, Sie spüren, ob es der richtige ist.

DIE WAHL EINES KRISTALLS
Es ist sehr wichtig, dass Sie bei der Wahl Ihres Kristalls Ihrer Intuition folgen und nicht auf andere hören, die Sie bei Ihrer Wahl beeinflussen könnten. Sich in einem Edelsteingeschäft umzusehen, kann ob der großen Menge an Edelsteinen sehr verwirrend sein, konzentrieren Sie sich auf Ihre „Mission" und Sie werden feststellen, dass ein Kristall Sie „ansprechen" wird. Er wird sich, wie man so schön sagt, aus der Masse hervorheben. Dies ist Ihr Kristall.

Die Handhabung Ihres Kristalls

Nehmen Sie den von Ihnen ausgesuchten Kristall und halten Sie ihn in der rechten Hand (in der linken, wenn Sie Linkshänderln sind). Wie fühlt er sich an? Ist er warm oder kalt? Kribbelt er? Vielleicht verspüren Sie nichts besonderes, dennoch fühlt er sich richtig an. Bevor Sie diesen Kristall auswählten, haben bereits viele anderer Menschen vor Ihnen diesen Kristall gehalten. Deswegen ist es wichtig, dass Sie ihn zu Hause zuerst einmal von jeglicher negativer Energie reinigen. Dies tun Sie am einfachsten, indem Sie eine kleine Schale aus Glas oder Keramik mit etwas Mineralwasser oder filtriertem Hahnenwasser füllen und etwas Meersalz hinzugeben.

Legen Sie dann den Kristall in die Schüssel und lassen Sie ihn anschließend solange Sie mögen darin liegen. Ist der Kristall nur für Sie persönlich, sollte niemand anders ihn handhaben. Platzieren Sie ihn an einen sonnigen Ort auf dem Fenstersims oder auf dem Büchergestell.

Als Wesen der Erde, wie wir selber, benötigen Kristalle Sonnenlicht und Luft, obschon es manchmal angebracht ist, ihn in ein dunkelfarbiges Stück Seide oder Baumwolle einzuschlagen um ihn vor negativen Einflüssen zu schützen. Je besser Sie Ihren Kristall kennen lernen, desto eher wissen Sie, was er mag!

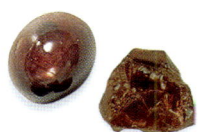

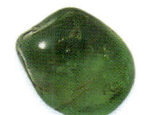

Rubin und Granat
Die alten Ägypter massierten sich mit Rubinen und Granaten, um die Zellen des Körpers zu stimulieren. Beide Steine wurden als Glücksbringer betrachtet.

Peridot
In früheren Zivilisationen wurde dieser Brilliant für die Reinigung von Köper und Geist verwendet. Er ist gut für die Verdauung und für die Reinigung der Leber.

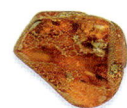

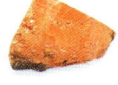

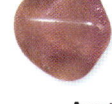

Bernstein und Topaz
Beide Steine helfen mit ihrer goldenen Farbe Blockaden in der Kommunikation mit anderen zu lösen, wenn sie auf den Bauchnabel oder den Solarplexus aufgelegt werden.

Amethyst
Wenn Sie eine sehr emotionale Person sind, kann ein Amethyst Ihnen helfen, die Kontrolle zu bewahren. Zwischen den Augenbrauen getragen, aktiviert er die innere Vision.

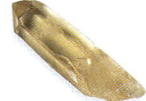

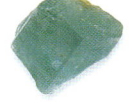

Quartz
Sämtliche Quarze teilen die Eigenschaft des Zerstörens von negativen Verhaltensmustern, der Reinigung des Geistes und des Schaffens von positiver Energie.

Aquamarin
Dieser Stein wird mit dem Meer in Verbindung gebracht und ist gut für die Ausscheidung von Köperflüssigkeiten. Er hilft auch bei negativen Gefühlen.

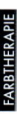

Der Kraft der Kristalle

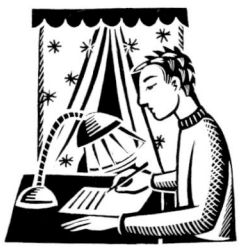

Entspannung oder Arbeit

Kristalle können zur Entspannung oder Arbeit daheim oder im Büro aufgestellt werden.

Ein Teil der Heilkraft der Kristalle stammt von ihrer Farbe, vergessen Sie dies nicht, wenn Sie sich von einem speziellen Stein angezogen fühlen, da es vor allem seine Farbe sein könnte, die Ihnen gefällt.

Fühlen Sie sich von einem roten Stein angezogen, zum Beispiel einem Granat, Karneol oder Achat, kann es sein, dass Sie rote Energie benötigen, vielleicht weil Sie kraft- oder lustlos sind oder Ihr Wurzelchakra nicht richtig funktioniert. Rote Steine wirken motivierend auf uns und sind gut für die Blutzirkulation und das Liebesleben. Der König aller roten Steine ist selbstverständlich der Rubin, der die Kraft hat, Geist und Körper zu heilen. Der bekannteste orange Stein ist Bernstein, das durchsichtige versteinerte Baumharz, das manchmal Insekten eingeschlossen hält. Wie seine warme schimmernde Farbe vermittelt er emotionales Wohlergehen und bietet vor negativen, inneren sowie äußeren, Einflüssen Schutz. Ein anderer Stein mit ähnlichen Eigenschaften wie Bernstein ist der Topaz, der gut gegen Schockzustände und emotionale Traumata hilft. Der gelbe Quarz Zitirin stimuliert den Geist und hilft bei der Kommunikation mit anderen. Es ist ein guter Stein, wenn Sie einen Artikel oder Bericht verfassen und Sie klar denken müssen. Haben Sie einen Zitrin in Ihrem Büro, hilft er Ihnen Entscheidungen zu treffen.

Grün, Blau, Indigo und Violett

Grün ist die Farbe des Herzchakren und grüne Steine können Ihnen bei körperlichen und emotionalen Herzproblemen helfen. Das Tragen eines Smaragds- oder ein Jadeanhängers über Ihrem Herz hilft Ihnen, anderen gegenüber ohne Angst offen zu sein.

Saphire gibt es in verschiedenen Farben, obschon die blaue Variante vermutlich am meisten geschätzt wird. Er wird mit den blauen Eigenschaften der Wahrheit, Integrität und Weisheit assoziiert. Ein Aquamarin vermittelt Ruhe und Frieden und heilt Fieber, Insektenstiche und Verbrennungen. Sein Name stammt vom lateinischen „aqua marina", was Meerwasser bedeutet. Er bringt den Matrosen und Fischern Glück, aber auch allen anderen, die auf dem Meer reisen. Der Stein, der mit Violett assoziiert wird, ist der Amethyst. Er hat eine aufmunternde Wirkung und Verwandlungseigenschaften. Legen Sie ihn für einen guten Schlaf unter Ihr Kopfkissen.

Bioelektrischer Schutzschild

Der „BioElectric Shield" ist ein Anhänger, der Quarzkristalle als Schutz vor elektromagnetischer Energie enthält. Seine bekanntesten Träger sind Hillary Clinton, Cherie Blair, Bill Cosby und Steven Seagal.

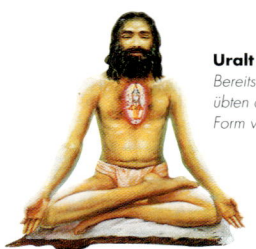

Uralt
Bereits unsere Urahnen
übten die Farbatmung als
Form von Farbtherapie aus.

HEILEN MIT FARBATMUNG Dies ist eine

der ältesten Methoden der Farbtherapie die auf die Atlanten zurückdatiert. Ebenso ist es die einfachste und preiswerteste Methode, da man keine Anschaffungen benötigt. Der Schlüssel dafür ist der Atem. Dies ist was die Hindus Prana nennen, das Sanskritwort für „der Atem des Lebens".

Energieinhalieren

Das Atmen von Farbe ist effektiv das Einatmen von Farbe, wobei die Farbe den ganzen Körper durchdringt oder bewusst auf einen Körperteil gelenkt wird. Eine dafür gut geeignete Tageszeit ist der Morgen. Das Atmen von Farbe sollte wenn möglich in freier Natur, sofern es das Wetter erlaubt, im Garten oder auf dem Sitzplatz oder drinnen vor einem offenen Fenster ausgeführt werden. Machen Sie vorher ein oder zwei Stretchingübungen, damit Sie gelöst und entspannt sind.

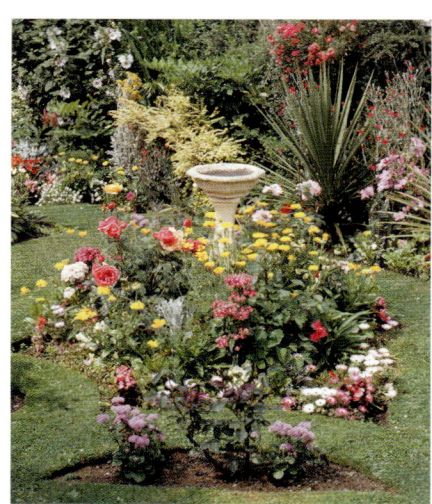

Frische Luft
Falls möglich, führen Sie
das Farbatmen in der
freien Natur aus.

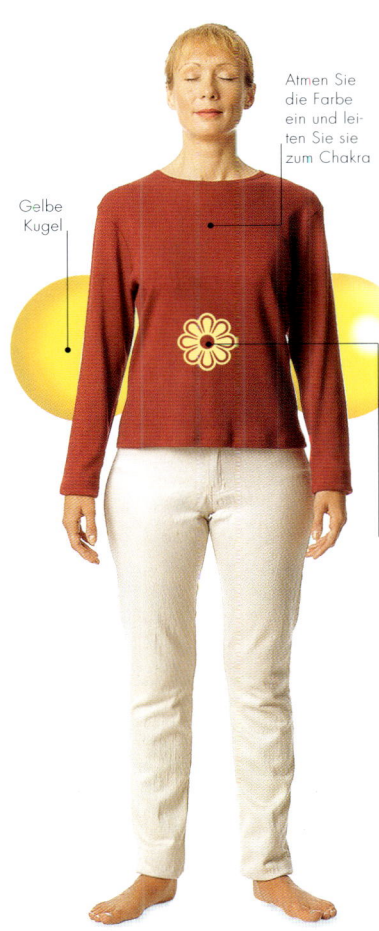

Atmen Sie
die Farbe
ein und lei-
ten Sie sie
zum Chakra

Gelbe
Kugel

Solar-
plexus
Chakra

Das Atmen von Farbe

1 *Wählen Sie eine Farbe, die Sie atmen möchten, eventuell eine warme Farbe für die Energie für den Tag.*

2 *Stellen Sie sich hüftbreit hin, die Arme an den Seiten und schließen Sie die Augen zum Fokussieren.*

3 *Stellen Sie sich eine Kugel der Farbe vor Ihnen, hinter Ihnen und auf jeder Seite vor. Atmen Sie jetzt ins entsprechende Chakra. Bei Gelb steuern Sie zum Beispiel den Atem zum Solarplexus, halten Sie den Atem und atmen Sie tief ohne die Farbe aus, denn diese haben Sie aufgenommen.*

4 *Wiederholen Sie das Ganze nochmals, lassen Sie die Farbe im ganzen Körper kreisen.*

Farbwahl

Sie können diese Methode mit jeder Farbe und für jedes Chakra anwenden, eine Farbe nach der anderen, wenn sie mögen. Wenn Sie eine bestimmte Farbe gewählt haben, werden Sie feststellen, dass Ihnen diese während des Tages öfters auffällt als für gewöhnlich. Ihre Umgebung, sei es das Büro, das Zuhause oder der Park wird die Farbe für Sie in den Kleidern, den Blumen etc. wiederholen.

Die Vierfache Atmung

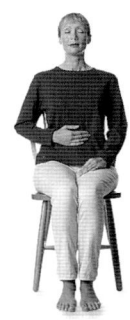

Üben

Stellen Sie sicher, dass Sie ungestört sind bevor Sie mit der Atmung beginnen.

Atemsequenz

1 Wählen Sie einen ruhigen Augenblick und legen oder setzen Sie sich alleine in einem Raum bequem hin.

2 Atmen Sie langsam und tief ein, zählen Sie bis vier, halten sie den Atmen auf zwei und atmen Sie dann wieder auf vier aus.

3 Beginnen Sie mit dem Einatmen tief unten im Bauch, lassen Sie ihn hinaus und füllen Sie anschließend die Lungen mit Luft.

4 Und nun das Umgekehrte beim Ausatmen, leeren Sie die Lungen komplett und ziehen Sie dabei den Bauch wieder tief ein.

5 Während Sie dies Üben, können Sie eine Hand auf den Bauch legen und so die Atmung über das Hinauslassen und Einziehen des Bauches fühlen.

Üben Sie dies, bis es sich natürlich anfühlt und hyperventilieren Sie nicht, denn die meisten von uns atmen oberflächlich, und sind es sich nicht gewohnt, tief durchzuatmen. Sollten Sie ein Schwindelgefühl verspüren, hören Sie auf und atmen Sie normal weiter.

Die Farbatmung kombiniert das Atmen mit der Konzentration auf eine Farbe. Die Energie der Farbe, die Sie einatmen, kann das Chakra, das die negative Energie Ihrer Gedanken und Handlungen aufgenommen hat, sowie bestimmte Körperteile, heilen. Sollten Sie sich nicht gewohnt sein, wie auf den Seiten 134-135 beschrieben zu atmen, können Sie zuerst nur die Atmung ohne Farbe üben, bis Sie sich daran gewöhnt haben.

Umgebung

Das schöne an der Farbatmung ist, dass
man sie überall jederzeit ausüben kann,
und die zu atmende Farbe mit der Umge-
bungsfarbe kombinieren kann. Probieren
Sie es bei einem Spaziergang am Fluss
oder See mit der Atmung von Blau: Nicht
nur wird Ihnen das Wasser Energie
geben, sondern die Farbe Blau wird Sie
auch beruhigen und Ihren Kopf von welt-
lichen Problemen leeren und Platz für spirituelle Gedanken schaffen. Oder Atmen
Sie, während Sie über die Felder oder
durch die Wälder schlendern, Grün, die
Farbe des Grases unter Ihnen und der
Blätter über Ihrem Kopf, ein. Sie werden
sich in Harmonie mit Ihnen und Ihrer
Umgebung fühlen.

Bestätigungen

Sie können während des Spazierens auch Ihre
Bestätigung (siehe Farben des Spektrums, Seiten 22-93) wiederholen. Sprechen Sie beim
Einatmen den Satz, den Sie für sich geschrie-
ben haben, laut (oder in Ihrem Kopf) aus; dies
wirkt verstärkend auf die positiven Eigenschaften der von Ihnen gewählten Farbe.

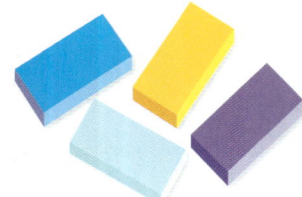

DIE REINIGUNGSATMUNG

So, wie Sie ein Farbbad zur Reinigung der Aura nehmen können (siehe Seiten 120-121), so können Sie auch den Atem zur Reinigung verwenden. Die Aura kann ebenso wie alles andere durch Rauchen, Trinken, Stress, negative Umfelder oder Menschen verschmutzt werden. Die besten Farben zur Reinigung der Aura sind Gold, Blau, Türkis, Violett oder, wenn Sie es bevorzugen, weißes Licht.

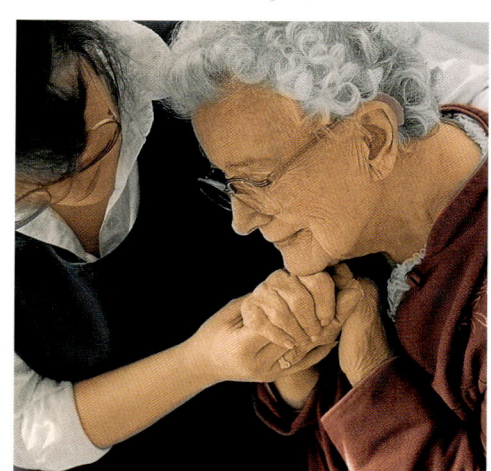

Menschen helfen
Wenn Sie anderen Menschen oft helfen, sollten Sie Ihre Aura regelmäßig reinigen.

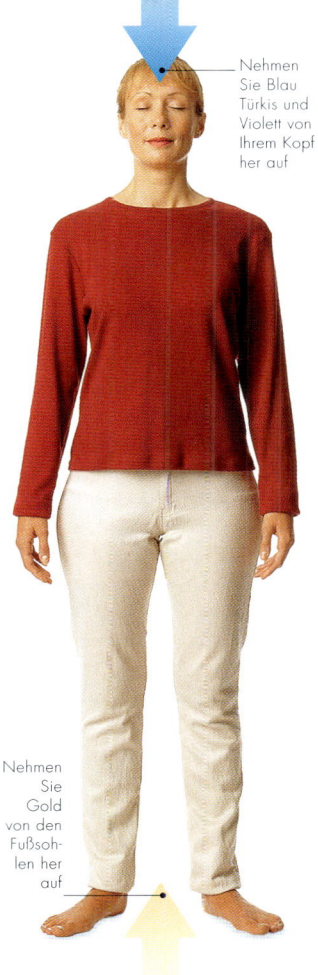

Nehmen Sie Blau Türkis und Violett von Ihrem Kopf her auf

Nehmen Sie Gold von den Fußsohlen her auf

Das Reinigen der Aura

1 *Stellen Sie sich mit den Füssen leicht auseinander und den Armen an den Seiten baumelnd hin.*

2 *Visualisieren Sie beim Einatmen wie Sie die gewählte Farbe in den Körper einsaugen. Wenn es die Farbe Gold ist, nehmen Sie die Farbe von den Fußsohlen her über die Chakren auf, eins nach dem anderen; wenn es jegliche andere Farbe ist, führen Sie diese vom Kopf her durch die verschiedenen Chakren.*

3 *Stellen Sie sich beim farblosen Ausatmen vor, wie Sie Ihre ganze innere Angespanntheit, alle negativen Gefühle loswerden sowie alles, was sich in Ihrer Aura angesammelt hat und Sie nicht mehr belasten sollte. Haben Sie die erste Methode gewählt, stellen Sie sich vor wie Ihr Abfall in den Äther verschwindet; bei der zweiten wie er in der Erde begraben wird.*

4 *Wiederholen Sie den Prozess bis Ihre Aura komplett gereinigt ist.*

Regelmäßige Behandlung

Gewöhnen Sie sich an, Ihre Aura regelmäßig zu reinigen, insbesondere wenn Sie eine Pflegefachperson sind, da Ihre Arbeit das Helfen von anderen Menschen, die krank oder unausgeglichen sind, beinhaltet. Es gibt auch Menschen, denen wir im Alltag begegnen, die uns Energie entziehen und in uns ein Gefühl von Leere hinterlassen. Wenn Ihnen dies widerfährt, sollten Sie Ihre Aura wie beschrieben reinigen und sie dann wieder mit einer der warmen, energiespendenden Farben neu aufladen.

Meditation

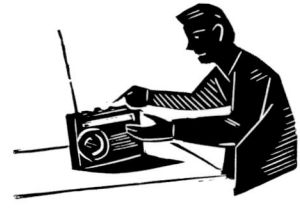

Ruhe und Frieden
*Sorgen Sie dafür, dass Sie in Ruhe und
Frieden meditieren können.*

Meditation bedeutet in sich einkehren, sich von den äußeren Einflüssen der Welt abwenden und nur bei sich selber sein oder sich selber zu sein, dieser vitale innere Teil von sich, der so leicht im hektischen Alltag der Familie, Arbeit und Freunden untergeht. Um dies zu tun, brauchen Sie Ruhe, die für viele von uns in dieser Welt nicht mehr gewöhnlich ist und oder von der sich sogar viele gestört fühlen. Wir werden konstant mit verschieden lauten Hintergrundgeräuschen wie Radio, Fernsehen, Telefon, Verkehrslärm usw. bombardiert. Aber nur wenn dieser Lärm des äußeren Lebens abgeschaltet wird, können wir in uns kehren und Nachdenken, Träumen und Meditieren. Machen Sie sich keine Sorgen, wenn Sie sich das Meditieren nicht gewohnt sind, Sie werden es schnell lernen. Wie bei allem im Leben macht Übung den Meister.

Meditationsgrundlagen

Das Wichtigste ist, dass Sie einen für die Meditation gut geeigneten Zeitpunkt wählen. Sie dürfen weder von Telefon, oder der Türklingel, noch von den Kindern oder jemand anderem, der ins Zimmer platzen könnte, gestört werden. Wenn Sie mit dem Meditieren beginnen, werden Sie bemerken wie Ihre Gedanken weiterhin um Details kreisen, wie was Sie zum Abendessen kochen, oder was jemand zu Ihnen sagte etc. Lassen Sie diesen Gedanken einfach freien Lauf und verweilen Sie nicht bei ihnen, dann werden Sie feststellen, wie Sie weiter in den Hintergrund rücken, je mehr Sie sich auf Ihr Inneres konzentrieren.

Farbmeditation

Das Meditieren mit Farbe ist eine uralte Technik der Selbstheilung. Sie erlaubt den Fokus auf ein einzelnes Chakra, das eventuell blockiert ist.

Indem wir mit der Farbe, die diesem Chakra zugeordnet ist, meditieren, können wir sein Gleichgewicht wieder herstellen. Nehmen wir einmal an, dass Sie sich festgefahren fühlen, dass es Ihnen ganz gut geht, Sie aber geangweilt und freudlos sind. Indem Sie mit der Farbe Orange meditieren, können Sie Ihren Lebenshunger wieder erwecken und dies wird Ihnen behilflich sein für die dafür benötigten Veränderungen. Die besten Farben zur Meditation finden Sie unter Farben des Spektrums (Seiten 22-93).

Vorteile der Meditation

Regelmäßiges Meditieren kann folgende Beschwerden lindern: Kopfschmerzen, Angstzustände, Depressionen, Asthma und Atmungsbeschwerden, Schlafstörungen, chronische Schmerzen, Blutdruckprobleme, Kreislaufstörungen, durch Stress ausgelöste Beschwerden und Muskelschmerzen. Meditation fördert das Bewusstsein, die Konzentrationsfähigkeit und emotionales Wohlbefinden.

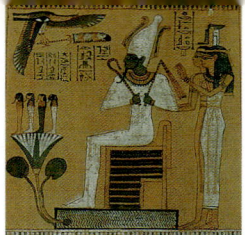

Energiefluß

Das Sitzen mit geradem Rücken und den Füssen auf dem Boden gewährleistet den Energiefluss in den Chakren. Diese Stellung heißt Pharaonensitz.

CHAKRAMEDITATION Setzen Sie sich auf einen Stuhl mit geschlossenen Beinen, die Füße am Boden und lehnen Sie den Rücken gerade an die Lehne. Legen Sie die Hände entspannt auf die Schenkel. Diese Stellung heißt Pharaonensitz. Entspannen Sie sich einen Augenblick und machen Sie es sich bequem, bevor Sie mit der Meditation beginnen.

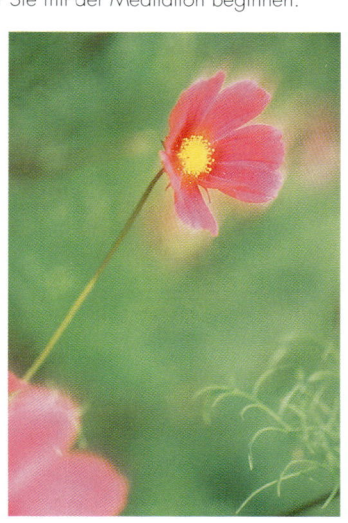

Das Schließen der Chakren

Es ist sehr wichtig, dass Sie daran denken, nach der Meditation die Chakren wieder zu schließen. Ansonsten werden Sie äußeren Einflüssen gegenüber verletzlich. Betrachten Sie die Chakren als Blume, die ihre Blüten nach Innen faltet, um das Zentrum zu schützen. Kehren Sie langsam ins Hier und Jetzt zurück und öffnen Sie die Augen.

Chakrameditation

1 Schließen Sie die Augen, dies hilft, die Umgebung zu vergessen und nach innen zu kehren.

2 Beginnen Sie, wie auf den Seiten 136-137 beschrieben, zu atmen und kehren Sie nach zwei oder drei Vierfache- Atmungen zu ihrer normalen Atmung zurück. Öffnen Sie beim Atmen Ihre Chakren, eines nach dem anderen. Stellen Sie sich die Chakren als sich im Licht öffnende Blumen vor.

3 Konzentrieren Sie sich jetzt auf die Mitte Ihres Brustkorbs, auf das Herzchakra, und stellen Sie sich vor, wie ein grüner Strahl von der Seite Sie mit Liebe für sich und Ihre Liebsten, Ihre Nachbarn und Kollegen, sogar Menschen, die Sie nicht besonders mögen, erfüllt.

4 Lassen Sie das Licht vom Herz ausstrahlen und in Ihre Arme und Hände weiterwandern. Genießen Sie den inneren Frieden und die Harmonie des Strahls und öffnen Sie Ihr Herz für Ihre Mitmenschen mit denen Sie eins sind. Dies ist eine sehr gut geeignete Meditation, wenn Sie sich einsam fühlen oder sich vor kurzem in einer schmerzlichen Beziehung befanden.

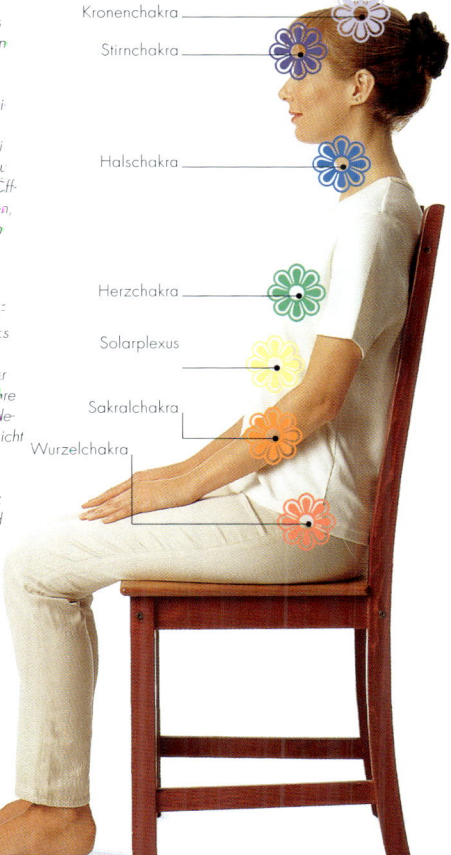

Kronenchakra

Stirnchakra

Halschakra

Herzchakra

Solarplexus

Sakralchakra

Wurzelchakra

Die Regenbogenmeditation

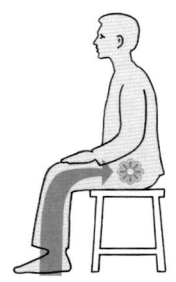

Rot, Orange und Gelb
Nehmen Sie die roten, orangen und gelben Strahlen von den Fußsohlen her auf.

Die Regenbogenmeditation ist ein wunderbarerer Tagesanfang und Sie können sie mit der Farbatmung verbinden. Nehmen Sie die bereits beschriebene Position ein und entspannen Sie sich. Atmen Sie tief ein und öffnen Sie die Chakren (siehe Seiten 136-137 und 142-143). Stellen Sie sich jetzt vor, wie ein roter Strahl von Ihren Fußsohlen bis zu Ihrem Wurzelchakra aufsteigt oder atmen Sie ihn ein. Lassen Sie die Energie und Wärme Ihren ganzen Körper durchfluten; falls

Sie unter Herzproblemen leiden und Rot eine zu starke Farbe für Sie ist, verwenden Sie Rosa.

Lassen Sie einen orangen Strahl bis zum Sakralchakra aufsteigen und spüren Sie, wie Vitalität und Freude Ihr ganzes Wesen erfasst. Es ist ein neuer Tag und Sie freuen sich darauf. Gehen Sie jetzt zum gelben Strahl über und lassen Sie ihn von den Fußsohlen bis zu Ihrem Solarplexus aufsteigen und sich über den ganzen Körper verteilen. Spüren Sie, wie Ihr Geist erwacht und sich neue Möglichkeiten bieten.

Durch den Regenbogen

Jetzt ist der grüne Strahl an der Reihe. Stellen Sie sich vor, wie er horizontal ins Herzchakra eintritt und Ihnen ein Gefühl von Friede und Freundschaft vermittelt. Lassen Sie die Farbe in Ihrem Körper kreisen und alles ausgleichen, was sich unausgeglichen anfühlt.

Die blauen, indigofarbenen und violetten Strahlen sollten direkt unter der Schädeldecke eindringen. Blau geht ans Halschakra, um die Sprache zu unterstützen und die Weisheit zu geben, das zu sagen, was andere Menschen hören möchten. Stellen Sie sich vor, wie Sie die Ruhe von Blau einatmen und diese Ruhe für den Rest des Tages in Ihnen bleibt. Stellen Sie sich jetzt den indigofarbenen Strahl vor, der Ihr Stirn-chakra erhellt und Ihnen Intuitionen für das erfolgreiche Bewältigen des Tages und Einsichten in Ihr Leben bringt. Las-sen Sie schließlich den violetten Strahl in Ihr Kronenchakra und spüren Sie, wie Sie das inspirierende Gefühl, für das absolut Gute zu handeln, überkommt. Denken Sie daran, die Chakren nach diesem Prozess wieder zu schließen (siehe Seite 142). Stellen Sie sich vor, dass Sie jetzt einen Mantel aus weißem Licht anhaben, der Sie vor allen negati-ven Energien des Tages schützen wird.

Regelmäßige Meditation

Wenn Sie diese Art von Meditation regel-mäßig ausüben kann es sein, dass Ihnen während der Vorbereitung eine Farbe erscheint. Nehmen Sie diese Farbe auf, denn Sie werden sie für den Tag brauchen.

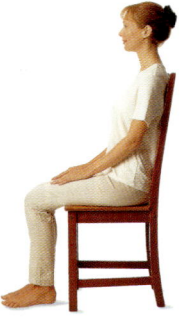

DAS VISUALISIEREN VON FARBE

Probieren Sie diese Visualisierung einmal aus: Nehmen Sie eine bequeme Stellung ein, entspannen Sie sich und atmen Sie wie bei der Farbatmung und Meditation. Als nächstes öffnen Sie Ihre Chakren und kehren zur Atmung zurück. Stellen Sie sich jetzt vor, dass Sie auf einem Spaziergang durch Ihren Lieblingspark oder Lieblingslandschaft sind und lassen Sie die Alltagssorgen hinter sich. Ihr Herz fühlt sich leichter an und Sie gehen leichten Schrittes.

Die Visualisierung

1 *Sie gehen nun auf einem Weg abseits der Strasse, der Sie über ein Feld führt, dessen kräftiges Grün Ihnen Frieden vermittelt. Rote Mohnblüten sind helle Tupfer im Gras und ihr Anblick erfreut das Gemüt. Mit neuer Energie spazieren Sie weiter.*

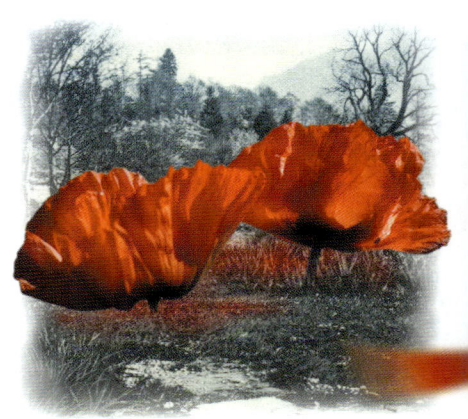

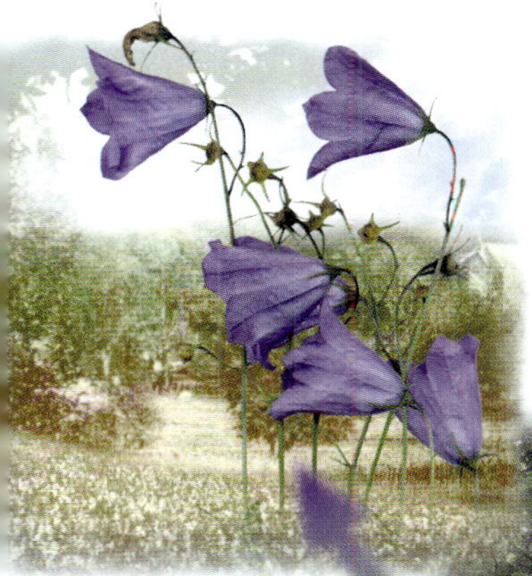

5 *Sie gehen an den Ausgangspunkt Ihres Wegs abseits der Straße zurück und beginnen Ihre Chakren wieder zu schließen. Kehren Sie langsam ins Hier und Jetzt zurück und öffnen Sie die Augen. Sie können diese Visualisierung immer und überall machen, sogar im Büro.*

4 *Glockenblumen blühen neben Ihrem Kopf. Sie tagträumen. In diesem entspannten Zustand erscheint Ihnen die Lösung eines Problems, das Sie schon länger beschäftigte.*

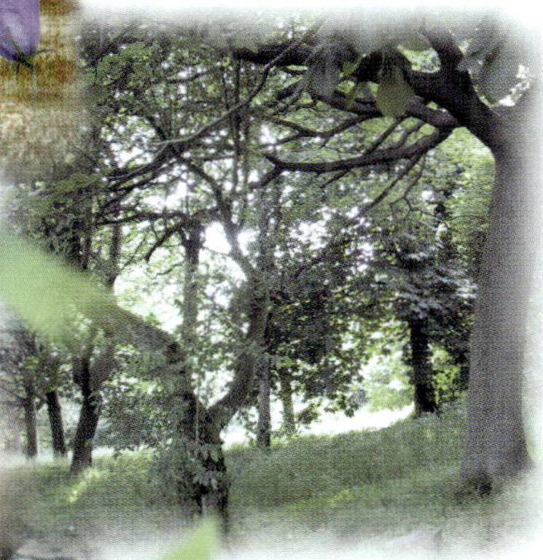

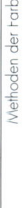

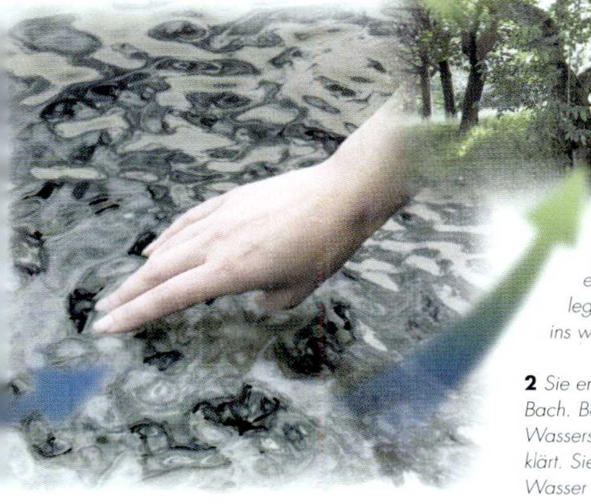

3 *Etwas weiter weg sehen Sie ein schattiges Wäldchen. Dort legen Sie sich unter einen Baum ins warme goldene Sonnenlicht.*

2 *Sie erreichen einen gurgelnden Bach. Beim Betrachten seines klaren Wassers fühlen Sie, wie sich Ihr Kopf klärt. Sie tauchen eine Hand ins kühle Wasser zur Erfrischung*

FARBTHERAPIE

Visualisierung

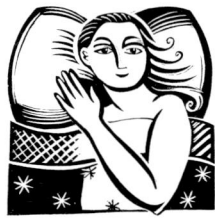

Vor dem Einschlafen
Trainieren Sie Ihr Gedächtnis, indem Sie den vergangen Tag nochmals visualisieren, bevor Sie einschlafen.

Die Visualisierung gleicht der Meditation, außer dass Sie Bilder vor Ihrem inneren Auge sehen und erschaffen, und es deshalb manchmal auch kreative Visualisierung genannt wird. Dieser Prozess gelingt einigen Menschen einfacher als anderen. Fragen Sie eine solche Person zum Beispiel, was sie zum Mittagessen hatte, wird diese sofort vor ihrem inneren Auge ein Bild der Suppe, des Sandwiches oder dessen, was auch immer sie aß, haben. Es kann sein, dass Sie die Art von Person sind, die Dinge besser sieht, spürt oder sogar hört. Mit Übung können sogar Sie, auch wenn Sie

nicht besonders begabt sind, das Visualisieren mit Ihrer Beobachtungsgabe erlernen.

Schlafenszeit

Lassen Sie abends vor dem Einschlafen den Tag nochmals durch den Kopf gehen, aber anstatt über die Probleme zu rätseln, denken Sie so detailliert wie möglich an die von Ihnen besuchten Orte oder die angetroffenen Menschen. Erinnern Sie sich an eine Person. Versuchen Sie sich an ihre Kleidung zu erinnern. Wie war sie frisiert? Und was trug sie bei sich? Üben Sie dies oft genug, werden Sie feststellen, dass Sie nur schon anhand eines Namens automatisch ein inneres Bild entstehen lassen können.

Ich sehe was, was du nicht siehst

Können Sie sich daran erinnern: „Ich sehe was, was du nicht siehst" als Kind während einer Auto- oder Zugreise gespielt zu haben? Probieren Sie es das nächste Mal aus, wenn Sie auf Reisen sind. Schauen Sie aus dem Fenster und betrachten Sie die Landschaft und die

Häuser, die vorbeiziehen. Merken Sie sich spezielle Dinge. Versuchen Sie sich später an diese Dinge so detailliert wie möglich zu erinnern. Mit dieser Methode trainieren Sie Ihr Gedächtnis, um später einmal diese Bilder in Erinnerung zu rufen. Irgendwann werden Sie einen Punkt erreichen, an dem Sie eine ganze „Bilder-Bibliothek" abrufen können, indem Sie nur an einen Namen oder Ort denken. Dies ist eine gute Fähigkeit, um schnell einmal in die Ferien zu gehen und wieder zurück zu kommen. Alles was Sie tun müssen, ist das Bild des blauen Meers, des menschenleeren Strands oder des Berggipfels abzuspeichern und Sie können wann immer Sie wünschen zurückkehren.

Psychologische Spiele

Visualisierung kann jederzeit und überall durchgeführt werden. Auf diese Art können Sie, egal wo und bei welchem Wetter, an Ihren speziellen Ort gehen. Sie können es im Büro während der Mittagspause eventuell als Flucht an einem dunklen Wintertag an das sonnedurchflutete Mittelmeer ausüben. Oder Sie visualisieren Ihren Lieblingsspaziergang.

METHODEN KOMBINIEREN

Die Visualisierung, die Meditation und die Farbatmung kön-
nen gut mit anderen Methoden der Farbtherapie verstärkt werden. Ein farbiges
Tuch ist sehr praktisch, wenn Sie Schwierigkeiten mit der Vorstellung einer
Farbe haben. Natürliche Stoffe wie Seide oder Baumwolle leiten die Vibratio-
nen der Farbe besser. Legen Sie es vor sich hin und betrachten Sie es für einen
Augenblick, schließen Sie die Augen und halten Sie das geistige Bild fest.

Rotes Tuch zur Revitalisierung
Wenn Sie hart gearbeitet haben und sich aus-
gelaugt und demotiviert fühlen, probieren Sie
mit den positiven Eigenschaften von Rot, wie
Energie, Wille und Enthusiasmus, zu meditieren
oder visualisieren Sie, wie Rot in Ihr Wurzelchakra fließt. Zur Unterstützung der Visualisierung
oder Meditation können Sie ein rotes
Tuch wie ein Schal oder Hals-
tuch über den Becken-
boden legen. Wenn
Sie Herzprobleme
haben, verzichten
Sie lieber auf Rot.
Ebenso bei sonsti-
gen Zweifeln.

Visualisieren
Sie rote Ener-
gie

Legen Sie ein
rotes Tuch
über den
Beckenboden

ROSENQUARZ

Verbesserung des Selbstwertgefühls

Kristalle können ähnlich verwendet werden. Wenn Sie sich selber nicht gerade gut fühlen, vielleicht weil sich jemand von Ihnen abgewendet hat oder Ihnen bei der Arbeit nicht die Anerkennung zuteil wird, die Sie verdient hätten, probieren Sie es mit einem Rosenquarz zur Unterstützung bei der Meditation mit Rosa. Diese Farbe der Liebe wird Ihnen zur Verbesserung des Selbstwertgefühls helfen und die Liebe anderer anziehen.

Blaues Tuch zur Entspannung

Wenn Sie zu aufgewühlt sind und sich nicht auf eine Sache konzentrieren können, legen Sie sich ausgestreckt hin und decken Sie sich mit einem blauen Tuch oder einer blauen Decke zu. Atmen Sie die Farbe Blau ein und leiten Sie sie zuerst zur Halschakra und dann zum Kopf. Wiederholen Sie dies, bis Ihr Geist zur Ruhe gekommen ist und Sie Ihre Konzentrationskraft wieder gefunden haben.

Atmen Sie
blaue Energie
ein

Spüren Sie die
beruhigende Wirkung

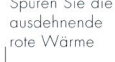

Spüren Sie die
ausdehnende
rote Wärme

Fernheilung

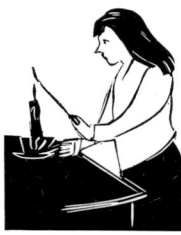

Kerze
Das Anzünden einer gleichfarbigen Kerze kann beim Senden der Heilung helfen.

Fernheilung ist die Heilung einer Person, die nicht anwesend ist, entweder durch Meditation oder Visualisierung. In unserem Fall ist es Farbe, die mental an eine andere Person übermittelt werden soll. Es ist eine gute Idee, wenn die beiden involvierten Personen einen gegenseitig gut geeigneten Zeitpunkt für die Heilung verabreden. Dann kann die durch diese Methode zu heilende Person sich öffnen und die Heilung auch wirklich empfangen. Sie können sich auch anders verbinden, zum Beispiel indem beide eine Kerze der zur Heilung verwendeten Farbe anzünden.

Glauben

Es ist möglich einer Person, mit der Sie nicht verbunden sind, eine Heilung zu senden, allerdings mit verminderter Wirkung. Wenn diese Person die Heilung aber nicht will, kann es sein, dass sie die Heilung nicht annimmt oder sie gar als störend empfindet . Fernheilung funktioniert am besten, wenn jemand danach fragt oder damit einverstanden ist. Die behandelte Person sollte der Therapie gegenüber offen sein, da eine skeptische Haltung die Heilung blockiert.

Das Gedachte erschaffen

Wenn Sie an Fernheilung glauben, stehen die Chancen gut, dass sie auch wirklich funktioniert. Wir neigen dazu, das Gedachte in unseren Leben zu erschaffen, weshalb positives Denken so wichtig ist. Gehen wir mit negativen Erwartungen durchs Leben, werden unsere schlimmsten Ängste vermutlich wahr werden. Glauben wir, dass alles gut kommen wird, ziehen wir die positiven Erfahrungen wie ein Magnet an. Wie in der Redewendung „das ist alles Einbildung". Es kann vorkommen, dass der Empfänger der Fernheilung zu krank oder zu depressiv ist, um mitzuwirken. Trotzdem können diese Menschen die Wirkung der Farbe spüren. Manchmal hat das Wissen, dass es jemanden gibt, der an einen denkt und etwas zur Hilfe tut, und sei es auch nur aus der Ferne, bereits eine heilende Wirkung.

Radionik

Radionik wurde in den 20er Jahren von Albert Abrams in den USA entwickelt. Es ist ein Gerät, die so genannte „black box", zur Analysierung der Schwingungen einer Patientenprobe (Haar oder Blut des Patienten) anhand derer die Diagnose erstellt wird. Der Therapeut erörtert die geeignete Behandlung (viele Radioniktherapeuten verwenden die Farbtherapie) und übermittelt durch die Patientenprobe heilende Schwingungen. Die Behandlung erfolgt nach holistischen Prinzipien und umfasst den körperlichen, geistigen und emotionalen Zustand des Patienten. Radionik ist eine umstrittene Therapie, obschon ihre Anhänger behaupten, viele Beschwerden heilen zu können.

FARBHEILUNG SENDEN

Möchten Sie jeman-dem eine Farbheilung zu senden, bereiten Sie sich wie für die Meditation oder die Visualisierung vor, atmen Sie tief ein und entspannen Sie Körper und Geist. Stellen Sie sich die Person, der Sie die Heilung senden möchten, innerlich vor. Vielleicht haben Sie das Gefühl, als spürten Sie ihre Gegenwart oder Anwesenheit. Sie können auch eine Fotografie als Konzentrationsstütze nehmen.

Das Senden einer Heilung

1 Stellen Sie sich die Person, der Sie die Heilung senden, vor oder betrachten Sie eine Fotografie von ihr.

2 Öffnen Sie die Chakren, idealerweise soll-te die andere Person dies auch tun. Nehmen Sie die gewünschte Farbe auf (siehe Seiten 142-143). Fokussieren Sie auf einen speziel-len gesundheitlichen oder emotionalen Zustand oder auf das allgemeine Wohlbefin-den. Schlagen Sie in den Seiten 22-93 nach, wenn Sie unschlüssig über die Farbe sind. Sie können die zu sendende Farbe auch erpendeln oder weißes Licht, das alle Farben des Spektrums enthält, senden.

3 Stellen Sie sich jetzt vor wie die Farbe von Ihnen zur anderen Person ausstrahlt. Übertra-gen Sie sie wie ein Laserstrahl, so dass die empfangende Person im Licht gebadet wird oder strahlen Sie nur die bestimmte Stelle an, die geheilt werden sollte. Goldgelb ist eine gute Farbe zum Senden, denn die Empfängerin nimmt daraus, was sie braucht. Denken Sie daran, die Chakren wieder zu schließen.

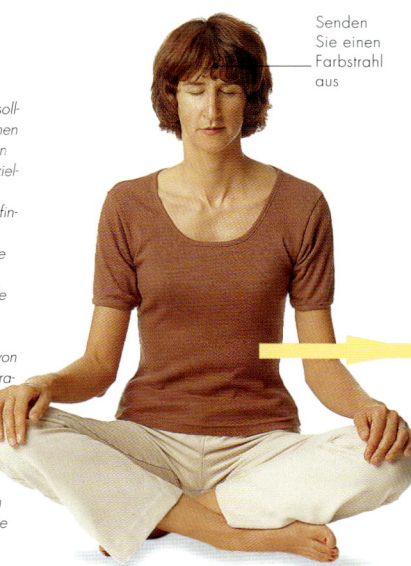

Senden Sie einen Farbstrahl aus

Das Empfangen einer Heilung

Einmal miteinander verbunden, kann sich die empfangende Person, die ihr gesandte Farbe auch vorstellen. Dies unterstützt den Heilungsprozess zusätzlich. Diese ganze Sitzung dauert nicht lange und mit der Übung werden Sie wissen, wann Sie aufhören können oder es sogar spüren, wenn die andere Person genug Farbe erhalten hat. Leidet die zu heilende Person an einer langwierigen Krankheit oder geht sie gerade durch eine schwierige Phase im Leben, können Sie eine regelmäßige Verabredung für eine Fernheilung treffen.

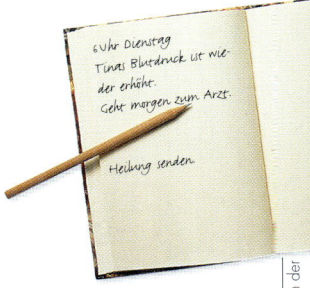

6 Uhr Dienstag
Tinas Blutdruck ist wieder erhöht.
Geht morgen zum Arzt.

Heilung senden.

Regelmäßige Heilung

Vielleicht möchte die andere Person, dass Sie ihr regelmäßig eine Heilung senden.

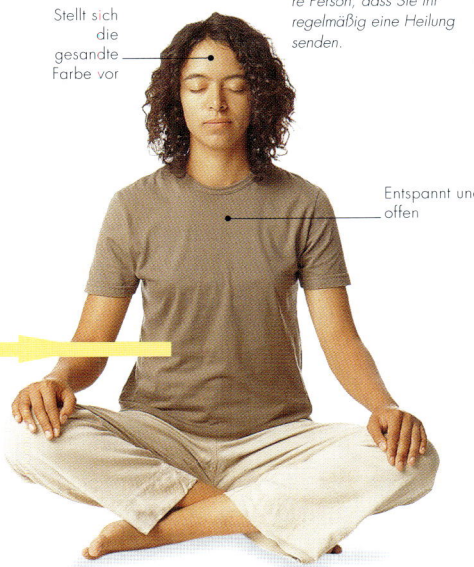

Stellt sich die gesandte Farbe vor

Entspannt und offen

Das Handauflegen

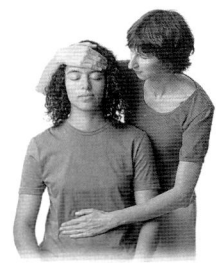

Heilungsprozess
*Jemanden mit den Händen zu berühren
ist ein sehr wirkungsvoller Teil des Farb-
therapieprozesses.*

Bei dieser Art von Heilung werden die Hände einer Person als Übermittler von Farbe an eine andere Person verwendet. Wir alle heilen uns und andere unbewusst mit unseren Händen. Instinktiv strecken wir die Hand aus, um jemanden mit Schmerzen zu beruhigen. Leiden wir selber unter Kopf- oder Bauchschmerzen, halten wir automatisch die Hand auf die betroffene Stelle, ohne darüber nachzudenken und sehen wir einen Menschen, der emotional aufgewühlt ist, umarmen wir ihn. Unsere Hände haben eine heilende Wirkung.

Vorbereitung

Wenn Sie die Heilung durchführen, ist es wichtig, dass Sie sich darauf vorbereiten wie auf eine Meditation oder Visualisierung. Versichern Sie sich, dass Ihre Hände warm sind, bevor Sie sie auf eine andere Person legen. Die empfangende Person sollte in einer Stellung sitzen oder liegen, die ihr bequem ist und die Augen zur Entspannung geschlossen halten. Legen Sie Ihre rechte Hand über den Solarplexus und die linke über das Chakra, das dem Körperteil entspricht, in welchem der Schmerz oder das Problem liegt. Visualisieren Sie die benötigte Farbe und stellen Sie sich vor, wie diese von Ihrem Arm in Ihre rechte Hand fließt. Die Farbe wird durch das Nervensystem des Leidenden zirkulieren und schließlich wieder Ihre linke Hand erreichen.

Zu verwendende Farben

Verwenden Sie eine blaue Farbe, wenn sich Ihr Gegenüber gestresst fühlt, nicht gut schlafen kann oder unter Anspannungen und Kopfschmerzen leidet. Ist hingegen ihre körperliche Vitalität oder ihre

Zuversicht auf einem Tiefststand, nehmen
Sie Rot oder Orange. Gelb ist angebracht, bei Niedergeschlagenheit, Grün,
bei Schwierigkeiten mit anderen Menschen. Sind Sie unschlüssig über die
Farbe, schlagen Sie unter Farben des
Spektrums nach (siehe Seiten 22-93).
Beherrschen Sie einmal diese Methode
der Farbtherapie werden Sie wissen,
wann der Kreislauf vollständig ist und der
Augenblick gekommen ist, wo Sie die
linke Hand entfernen sollten. Schütteln
Sie die Hand gut aus, sobald Sie sie entfernt haben, damit Sie jegliche negative
Schwingungen davon entfernen. Ebenso
sollten Sie die Hände nach jeder
Behandlung waschen, um sicher zu
gehen, dass keine Rückstände daran haf-
ten geblieben sind.

Überzeugung

Es ist wichtig, dass der Empfänger der Heilung des Handauflegens und der Fähigkeit
des Heilers, die heilenden Farbenergien wirklich senden zu können, überzeugt ist. Ohne
diese Offenheit seitens des Empfängers sind
die Chancen auf eine gelungene Heilung
stark reduziert.

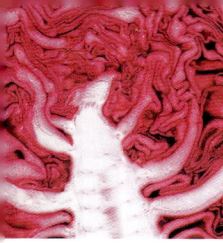

Die Farbe des Essens

Die Farbe des Essens hat eine anziehende Wirkung auf uns.

DIE FARBE DES ESSENS

Farbe ist eine der Eigenschaften von Lebensmitteln, zusammen mit Aroma, Geschmack und Textur, die unseren Appetit anregt. Zusätzlich wählen wir oft instinktiv die Lebensmittel aus, deren Eigenschaften mit den Farben in Verbindung gebracht werden. Wir essen zum Beispiel Orangen als Tonikum, wenn wir erkältet sind oder rotes Fleisch, wenn wir einen Energiekick benötigen oder müde sind.

Nährstoffe

Verschiedenfarbige Lebensmittel enthalten spezifische Nährstoffe, die von uns benötigten Vitamine und Mineralstoffe. Wissen wir also, welche Nährstoffe wir brauchen, können wir unsere Ernährung unseren Bedürfnissen anpassen. Es ist bekannt, dass das, was wir essen, einen direkten Einfluss auf unsere Gesundheit hat, und dass bestimmte Lebensmittel bei gewissen Beschwerden vermieden, während andere aufgrund ihrer heilenden Eigenschaften eingenommen werden sollten.

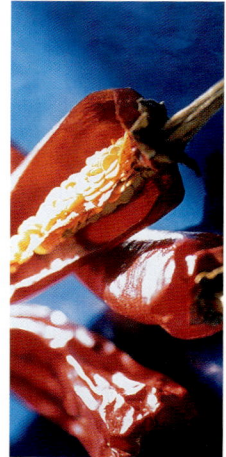

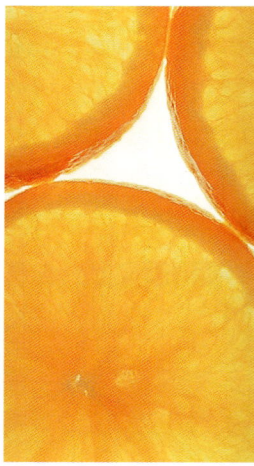

Eine ausgewogene Ernährung

Es gibt viele verschiedene Ernährungsarten, einige davon sind Diäten zur Gewichtsreduktion, zur Behandlung von Krebs oder Arthritis etc., andere sind eher belastend wie zum Beispiel Fastfood. Halten Sie sich aber an eine normale Ernährung, die aus folgenden Hauptgruppen besteht: Kohlenhydrate, Früchte und Gemüse, Fleisch, Fisch und andere Proteine sowie Fette und Öle; dann werden Sie alle Farben des Spektrums zu sich nehmen.

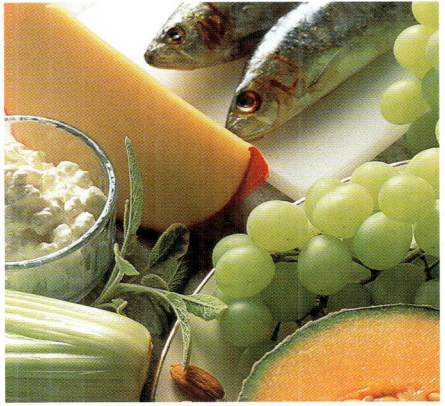

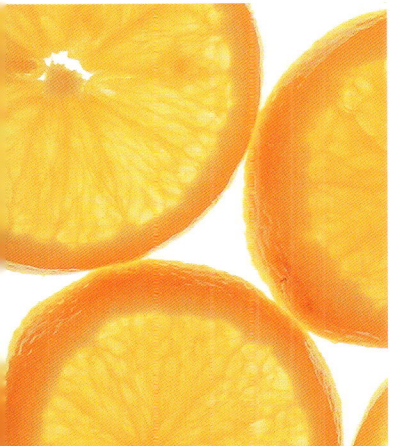

Saisonale Abwechslung

Es gibt Zeiten, in denen benötigen Sie mehr von einem gewissen Lebensmittel als in anderen, je nach Saison, Wetter, Ihrer eigenen Gesundheit oder Stimmung. Die folgenden Seiten helfen Ihnen bei der Anwendung von Farbtherapie mit Nahrungsmitteln, die für körperliche und geistige Beschwerden geeignet sind.

Welche Farbe essen Sie?

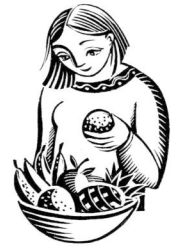

Das Betrachten von Essen
Betrachten Sie die Farbe Ihrer Nahrungsmittel. Sind es die benötigten Farben?

D er Fragebogen auf dieser Seite soll Sie zum Nachdenken über die von Ihnen gegessenen Farben anregen. Nehmen Sie sich also die Zeit, einen Bleistift und Block und gehen Sie ihn durch. Wenn Sie feststellen, dass eine Farbe in Ihrer Fruchtschale oder in Ihrem Gemüsefach fehlt, überlegen Sie, welches ihre Eigenschaften sind (schlagen Sie unter Farben des Spektrums auf den Seiten 22-93 nach). Das Fehlen einer Farbe und eines Nährwerts könnte der Auslöser für körperliche, mentale oder emotionale Probleme sein.

Fehlende Farben

Weist der Fragebogen eine fehlende Farbe in Ihrer normalen Ernährungsweise auf, und steht diese Farbe in Verbindung mit einer bestimmten Beschwerde, die Sie haben? Sind Sie zum Beispiel schnell müde oder leiden Sie an Blutarmut? Dann kann es sein, dass Sie nicht genug rote Lebensmittel zu sich nehmen. Rot enthält Eisen und es wäre gut, wenn Sie mehr Lebern oder Nieren essen würden. Schmeckt Ihnen dies nicht, versuchen Sie es mit Spinat oder Kresse, die auch viel Eisen enthalten. Wenn Sie plötzlich ein Verlangen nach diesen Lebensmitteln haben, ist dies ein sicheres Anzeichen dafür, dass Ihr Körper unausgeglichen ist und diese darin enthaltene Nährwerte dringend benötigt.

Die Farbe, die Sie am meisten essen

Denken Sie an die Eigenschaften der Farbe, die Sie am häufigsten essen. Gibt es eine spezielle Eigenschaft die Sie besonders benötigen? Wiederholen Sie dies mit sämtlichen Nahrungsmitteln, die

Sie normalerweise zu sich nehmen.
Anhand der Farben erhalten Sie eine gute
Vorstellung davon, ob Ihre Ernährung ausgeglichen ist oder nicht. Ist Sie es nicht,
fügen Sie mehr grüne Lebensmittel hinzu,
dies wird den Überschuss oder Mangel
ausgleichen. Anhand der Farben können
Sie herauszufinden, von welchen Lebensmittel einer Farbe Sie mehr essen sollten.
Sind Sie sich aber im Unklaren über Ihre
Ernährungsbedürfnisse konsultieren Sie
am besten einen Ernährungsberater.

Fragebogen

Welches ist die Farbe Ihres Lieblingsessens?

Welches Essen mögen Sie nicht und welche
Farbe hat es?

Betrachten Sie Ihre Gemüseschublade. Welche Farben sehen Sie?

Betrachten Sie Ihre Obstschale. Welche Farben sehen Sie?

Welche Farben fehlen bei beiden?

Wenn Sie aus einem Impuls heraus etwas
essen, hat es eine spezielle Farbe?

Befolgen Sie aus irgendwelchen Gründen eine
Diät mit speziellen Nahrungsmitteln? Welche
Farbe haben diese?

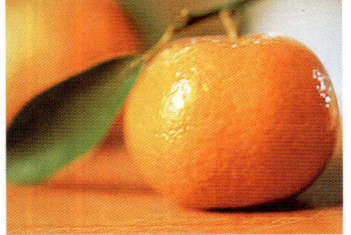

ROTES, ORANGES UND GELBES ESSEN

Rote, orange und gelbe Lebensmittel wirken stimulierend auf unseren Körper, sind blutreinigend und stärken das Immunsystem. Sie erden uns, helfen uns in der realen Welt Fuss zu fassen und geben uns eine positive Lebenseinstellung. Wir benötigen Sie, um unsere Batterien zu laden und Krankheiten zu vermeiden.

Eisenzufuhr
Falls Sie eine Vegetarierin oder ein Vegetarier sind, sollten Sie viel grünes Gemüse essen als Ersatz für rotes Fleisch. Diese sind als „rot" klassifiziert, da sie reich an Eisen sind.

ROTES
FLEISCH

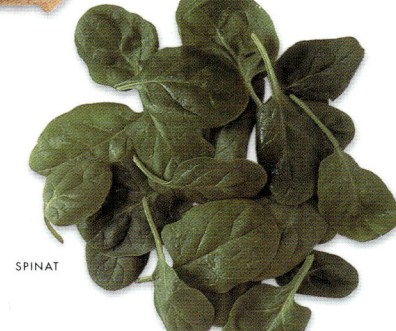

Rotes Essen
Rote Lebensmittel sind wichtig, da sie Eisen enthalten (siehe Seiten 160-161), das zuständig für die Produktion von roten Blutkörperchen und für den Energiehaushalt ist. Der kleinste Mangel kann zu reduzierter Arbeitsfähigkeit und zu erhöhter Anfälligkeit für Krankheiten führen.

SPINAT

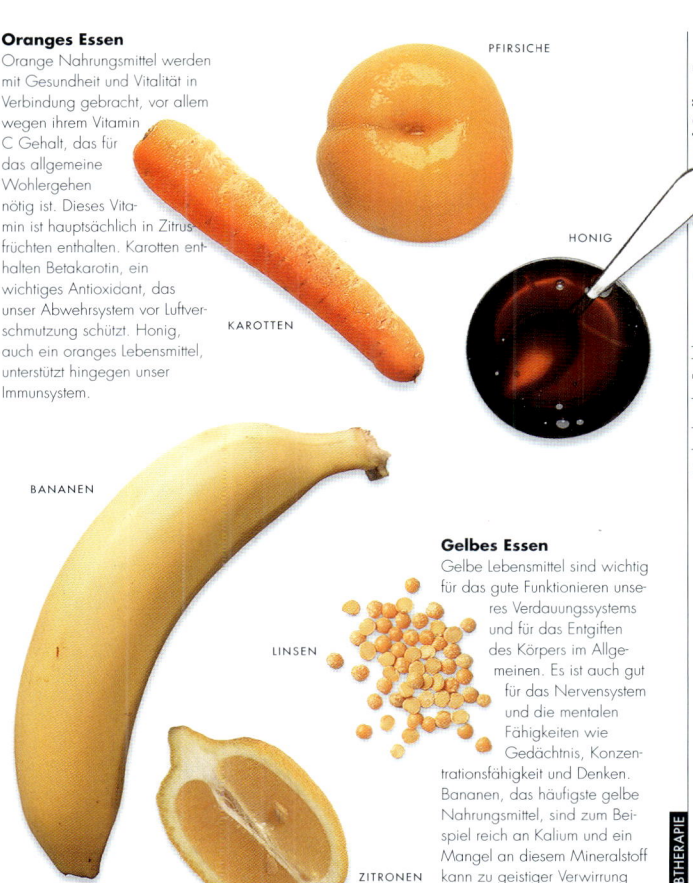

Oranges Essen

Orange Nahrungsmittel werden mit Gesundheit und Vitalität in Verbindung gebracht, vor allem wegen ihrem Vitamin C Gehalt, das für das allgemeine Wohlergehen nötig ist. Dieses Vitamin ist hauptsächlich in Zitrusfrüchten enthalten. Karotten enthalten Betakarotin, ein wichtiges Antioxidant, das unser Abwehrsystem vor Luftverschmutzung schützt. Honig, auch ein oranges Lebensmittel, unterstützt hingegen unser Immunsystem.

PFIRSICHE

HONIG

KAROTTEN

BANANEN

LINSEN

ZITRONEN

Gelbes Essen

Gelbe Lebensmittel sind wichtig für das gute Funktionieren unseres Verdauungssystems und für das Entgiften des Körpers im Allgemeinen. Es ist auch gut für das Nervensystem und die mentalen Fähigkeiten wie Gedächtnis, Konzentrationsfähigkeit und Denken. Bananen, das häufigste gelbe Nahrungsmittel, sind zum Beispiel reich an Kalium und ein Mangel an diesem Mineralstoff kann zu geistiger Verwirrung und Müdigkeit führen.

Mit Rot kochen

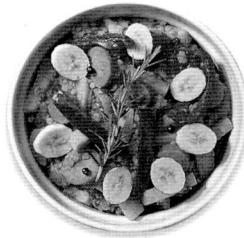

Wärmend

*Rote, orange und gelbe Lebensmittel
sind wärmend, wirken kräftigend und
geben uns ein gutes Gefühl.*

Es ist ziemlich einfach, einen
Ernährungsmangel an roter, oranger
oder gelber Energie zu beheben.
Untenstehende Lebensmittel helfen Ihnen
dabei.

Rote Lebensmittel
• Tomaten, rote Peperoni, Rotkohl, rote
Beete, rote Chilis, rote Bohnen, Kresse,
blättrige dunkelgrüne Gemüse (die letzten
beiden enthalten Eisen und sind deshalb
hier aufgeführt).
• Schwarzer und weißer Pfeffer, Ingwer,
Cayennepfeffer, Rosmarin, roter Salbei.

• Rotes Fleisch (nicht zuviel davon essen).
• Kirschen, Pflaumen, Rhabarber, Äpfel,
Himbeeren, Erdbeeren, roter Holunder.

Orange Lebensmittel
• Kürbisse, Kohlrübe, Karotten, orange
Peperoni.
• Koriandersamen, Kreuzkümmel.
• Orange Linsen, Eigelb.
• Orangen, Mandarinen, Pfirsiche, Apri-
kosen, Nektarinen, Mangos, Papaya,
Melonen.

Gelbe Lebensmittel
• Mais, Kürbisse, gelbe Peperoni.
• Safran, Zimt, Zitronengras, Dill, Küm-
mel.
• Gelbe Linsen, Butter, Öle, Nüsse,
Samen, Körner.

Rezept
Der Herbstliche Eintopf wurde wegen seiner roten, orangen und gelben Zutaten
ausgewählt.
    Es ist ein wärmendes, beruhigendes
und energiespendendes Essen für die kälteren Tage.

Autumn Stew

Für zwei bis drei Personen.

ZUTATEN

Eine halbe rote Peperoni, gehackt

1 Dose gehackte Tomaten

1 rote Chili, entkörnt und in kleine Stücke geschnitten

250 g rote Linsen

Eine halbe mittlere Kohlrübe, geschält und in kleine Stücke geschnitten

3 mittlere Karotten, geschält und geschnitten

2 Tomaten, geschält und geschnitten

1 mittlere Zwiebel, geschält und geschnitten

3 Knoblauchzehen

550 ml Wasser

3.75 m (Teelöffel) Kurkuma

5 ml (1 Teelöffel) Kreuzkümmel

5 ml (1 Teelöffel) Koriander

1 Dutzend Wachholderbeeren

1 Banane, geschnitten als Dekoration

15 ml (2 Esslöffel) Sonnenblumen- oder Olivenöl

ZUBEREITUNG

Die Linsen in einer Kasserolle mit der doppelten Menge Wasser zum Kochen bringen und für weitere 10 Minuten kochen lassen. Dann das Ganze gedeckt für 15-20 Minuten dämpfen, bis die Linsen weich sind und sämtliche Flüssigkeit aufgesogen ist. Während die Linsen kochen, die Peperoni, Chili, Kohlrübe, Karotten, Kartoffeln, Zwiebeln und den Knoblauch schneiden. Anschließend das Gemüse unter ständigem Rühren in einer separaten Pfanne für 3-4 Minuten mit Öl anbraten.

Das Gemüse zusammen mit den gehackten Tomaten, dem Kreuzkümmel, dem Koriander und den Wachholderbeeren den Linsen zugeben. Das Ganze für eine Stunde gedeckt köcheln lassen bis das Gemüse gekocht, aber nicht zu weich ist.

Mit der geschnittenen Banane dekoriert servieren. Der Herbstliche Eintopf wird ohne Beilagen serviert, kann aber auch mit Reis, gewürzt mit 3.75 ml (3/4 Teelöffel) Kurkuma, ergänzt werden.

Tomaten enthalten viel Vitamin E, das uns vor Krebserkrankungen und Herzkrankheiten schützt; rote Peperoni enthalten viel Vitamin C, E sowie Betakarotin.

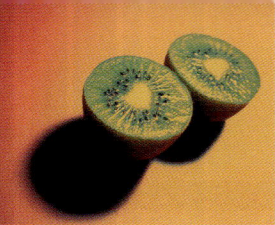

Gesund

Obschon grüne Lebensmittel enorm gesund sind und man sich beinahe nur von ihnen ernähren möchte, sollten für eine ausgeglichene Ernährung immer auch anders farbige Nahrungsmitteln einbezogen werden.

GRÜNE LEBENSMITTEL

Grün ist die Farbe der Natur und wir betrachten grüne Lebensmittel wie Salat, Gemüse, Früchte und Kräuter als natürlich und gesund. Diese enthalten viele Vitamine und Mineralstoffe, die für unser körperliches Gleichgewicht wichtig sind, was eine Eigenschaft von Grün ist. Es ist die gängige Meinung, dass eine gesunde Ernährung mindestens fünf Portionen frisches Gemüse und Früchte pro Tag enthält.

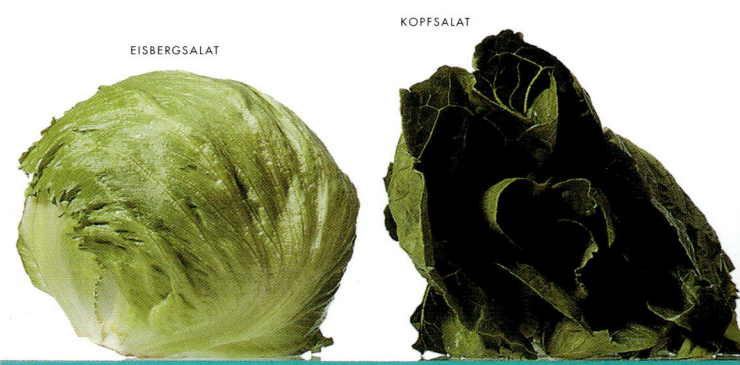

KOPFSALAT

EISBERGSALAT

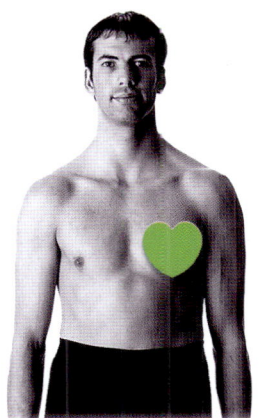

Gesundes Essen

Grün ist die Farbe, die mit dem Herz assoziiert wird und viele grüne Lebensmittel wirken vorbeugend für Herzkrankheiten. Einer der Gründe für Herzprobleme ist eine mangelnde Ernährung an Vitamin C und E und Betakarotin.

Grünes Gemüse ist besonders reich an diesen Vitaminen. Salat ist eine gute Wahl, am besten kaufen Sie Salat aus biologischem Anbau, da die großen Blätter des Salates die Chemikalien der Pestizide und des Düngers gut aufnehmen. Waschen Sie deshalb Ihren Salat vor dem Essen immer gut, insbesondere wenn er nicht biologisch ist. Werfen Sie die äußeren Blätter nicht weg, da diese mehr Vitamine enthalten als die inneren. Bei Fertigpackungen von bereits geschnittenem und gewaschenem Salat, obschon sie praktisch sind, hat der Salat bereits alle guten Eigenschaften verloren.

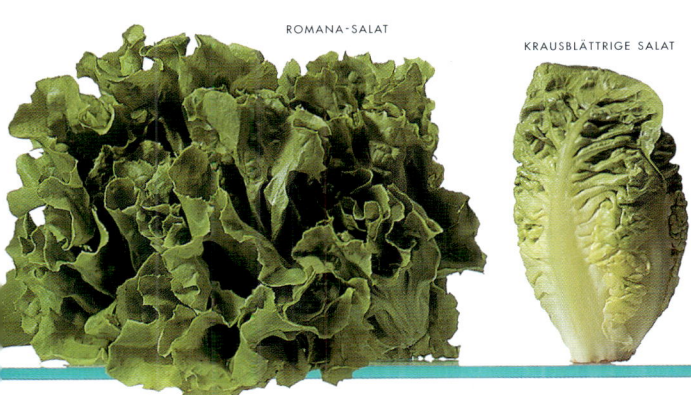

ROMANA-SALAT

KRAUSBLÄTTRIGE SALAT

Mit Grün kochen

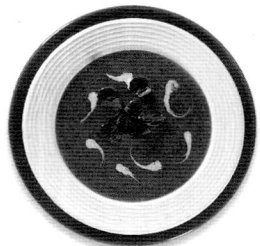

Vitamine und Mineralstoffe
Grüne Lebensmittel enthalten die für eine gesunde Ernährung wichtigen Vitamine und Mineralstoffe.

Grüne Lebensmittel sind gut fürs Herz, sie senken den Blutdruck, mindern Stress und Anspannungen, lindern Kopfschmerzen und helfen bei emotionalen Problemen. Grüne Lebensmittel gleichen die Energie aus und sind gut für die körperliche Balance.

Grüne Lebensmittel

• Kohl, Salat, grüne Peperoni, Zucchini, Erbsen, Sellerie, Artischocken, grüne Bohnen, Brokkoli, Gurken, Avocados, Kresse, Spargeln.
• Petersilie, Estragon, Luzerne, Minze, Koriander, Basilikum, Schnittlauch.
• Grüne Linsen, neutrales Essen wie Joghurt oder Tofu.
• Äpfel, Birnen, Kiwi, Limetten, Trauben, Stachelbeeren, Reneklode.

Rezept

Kresse hat ein tiefes kräftiges Grün und ist etwas vom gesündesten, das wir essen können. Sie enthält hohe Werte an Antioxidantien, Vitamin C, E und Karotin, sowie Eisen und Kalium. Diese feine und zerbrechliche kleine Pflanze reduziert das Krebsrisiko, beugt Infektionen vor und bekämpft Blutarmut. Sie hat einen pfeffrigen, starken Geschmack und ist nicht lange haltbar. Am besten verwenden Sie sie frisch. Kaufen Sie die Kresse im Handel, da wilde Kresse Parasiten beherbergen kann. Andere grüne Lebensmittel in diesem Rezept sind Schnittlauch und Fenchel, der ausgefranste Blätter hat und einen sauberen frischen Duft. Fenchel ist speziell gut geeignet zur Behandlung von Koliken oder Blähungen.

Kressesuppe

Für zwei bis drei Personen.

ZUTATEN

2 große Büschel frische Kresse, entstielt

450-675 g Kartoffeln, geschält und gehackt

50 g Butter oder 15ml (2 Esslöffel) kalt gepresstes Olivenöl

850 ml Gemüsebrühe

150 ml Saurer Halbrahm

4 große Frühlingszwiebeln, fein gehackt

Eine Handvoll Schnittlauch, einige gehackte Fenchelblätter

Zitrone zum pressen

Salz und Pfeffer zum Abschmecken

ZUBEREITUNG

Die Kresse komplett entstielen und fein hacken. Die Tomaten und Frühlingszwiebeln schälen und hacken. Die Butter oder das Olivenöl in einer Saucenpfanne oder Pfanne erhitzen, die Frühlingszwiebeln, Kartoffeln und Kresse zugeben und mit dem Öl oder der Butter vermengen. Salz hinzugeben und das ganze abgedeckt während 15-20 Minuten bei niederer Hitze ziehen lassen. Gelegentlich umrühren.

Die Brühe hinzugeben. Auf kleiner Flamme gedeckt für weitere 10-15 Minuten kochen lassen, bis das Gemüse gar ist. Das Ganze vom Feuer nehmen und etwas erkalten lassen. Mit einem Mixer kurz pürieren, damit die Textur sämig bleibt und nicht zu glänzend wird. Das Püree in die Saucenpfanne geben und den Rahm hinzufügen. Mit wenig Pfeffer und Salz sowie etwas Zitronensaft abschmecken.

Servieren Sie die Suppe heiß oder kalt, mit Schnittlauch und Fenchelblättern dekoriert.

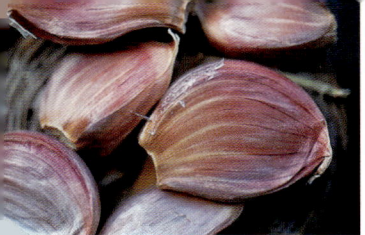

BLAUE, INDIGOFARBENE UND VIOLETTE LEBENSMITTEL

Es gibt nicht eine riesige Auswahl an blauen, indigofarbenen oder violetten Lebensmitteln, dennoch sind sie ein wichtiger Bestandteil einer gesunden Ernährung. Blaue Nahrungsmittel wirken kühlend und beruhigend. Sie stärken das Nervensystem, Gehirn und die mentalen Fähigkeiten.

AUBERGINE

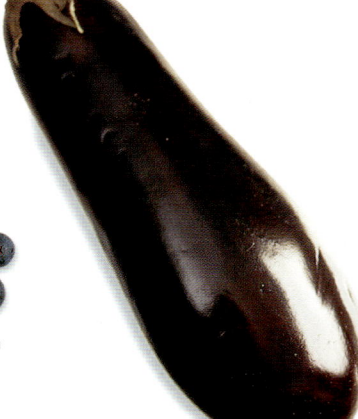

Nahrung fürs Gehirn

Diese Art von Lebensmittel sind: Brombeeren, Heidelbeeren, violettfarbiges Gemüse wie blauer Kohl, Auberginen und violette Zwiebeln. Mit der Farbe Violett kommen wir auf dem Farbkreis nahe an Rot, violettes Essen wirkt also energetisierend, vor allem geistig.

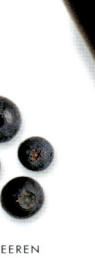

HEIDELBEEREN

Sonnengereift

Diese Gruppe von Nahrungsmitteln enthält schwarze oder blaue Trauben. Diese reifen an den Rebstöcken und wenn wir sie essen, nehmen wir direkt die darin absorbierten Sonnenstrahlen zu uns. Dies trifft auch auf andere Früchte und Gemüse, die oberhalb des Bodens wachsen, zu. Deswegen sollten sie mitsamt ihrer Haut gegessen werden, da diese die Sonnenstrahlen direkt aufnimmt.

VIOLETTE ZWIEBELN

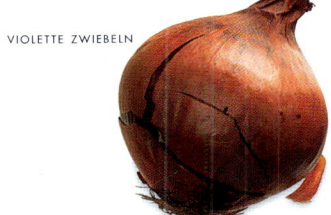

SCHWARZE TRAUBEN

Blauer Fisch

Blaue, indigofarbene und violette Lebensmittel kommen auch in gewissen Fischen vor, wie Makrele und Sardinen, die bläuliche Schuppen haben. Der Vorteil dieser Fische ist, dass Sie wissenschaftlich bereits gut erforscht sind. Ölhaltige Fische enthalten Omega-3-Fettsäuren, die vorbeugend gegen Herzkrankheiten wirken und rheumatische Arthritis lindern. Ebenso enthalten sie viel Vitamin D, welches der Körper zur Aufnahme von Kalzium, das wichtig für die Knochen ist, benötigt.

MAKRELE

Mit Blau kochen

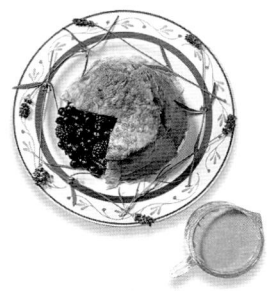

Gesunder Pudding
Pudding kann gesund sein, wenn er alle notwendigen Vitamine in den Zutaten enthält.

Es ist eine gute Idee, blaue, indigofarbene und violette Lebensmittel zu sich zu nehmen, wenn Sie eine hektische Zeit hinter sich haben und etwas langsamer treten oder sich von der Außenwelt zurückziehen möchten. Blaues Essen ist kühlend und beruhigend, antiseptisch, bakterien- und pilzbekämpfend. Indigofarbenes Essen ist beruhigend und gut für die Verdauung, Blutreinigung und wirkt stabilisierend. Violette Nahrungsmittel sind gut für die Nerven, bei Rheuma und bei Blasenproblemen.

Blaue, indigofarbene und violette Lebensmittel

• Blaukohl, Auberginen, Meeresfrüchte, Pilze und schwarze Oliven
• Blauer Salbei, Wachholderbeeren
• Schwarze Bohnen, schwarze Sojabohnen
• Blaue Trauben, Heidelbeeren, Pflaumen, Brombeeren, schwarze Kirschen, Rosinen und schwarze Johannisbeeren

Rezept

Die Beeren, welche die Hauptzutaten für diesen leckeren Blauen Sommerpudding sind, enthalten viele Vitamine und Antioxidantien. Brombeeren zum Beispiel sind eine gute Quelle an Vitamin E, Heidelbeeren sind gut für die Augen und schwarze Johannisbeeren beugen Infektionen des Harntrakts vor. Ebenso enthalten schwarze Johannisbeeren viel Vitamin C. Eine spezielle Note erhält der Pudding, indem Sie den Rahm mit ein paar wenigen Tropfen blauer Lebensmittelfarbe oder, als exotischere Variation, mit Blue Curaçao blau färben. Verzieren Sie den Pudding mit essbaren blauen Blumen.

Blauer Sommerpudding

Für zwei bis drei Personen.

ZUTATEN

250 g Heidelbeeren

125 g Brombeeren

125 g schwarze Johannisbeeren

100 g Puderzucker

Mehrere eintägige Scheiben weißes Brot

275 ml Doppelrahm

Mehrere Tropfen blauer Lebensmittelfarbe
oder 8-15 ml (1-2 Esslöffel)
Blue Curaçao

600-850 ml Pudding- oder Auflaufform

Essbare blaue Blüten

ZUBEREITUNG

Früchte gewaschen in eine große Saucen-pfanne geben. Zucker und 8-15 ml (1-2 Esslöffel) Wasser zugeben, damit die Früch-te nicht am Boden der Pfanne ankleben bevor der Saft austritt.

Für 4-5 Minuten bei mittlerer Hitze köcheln bis der Zucker schmilzt und der Saft austritt. Nicht länger auf dem Feuer lassen, da die Früchte zu weich werden. Den Saft behalten und zur Seite stellen.

Die Brotkrusten abschneiden und den Boden und die Seiten der Puddingform mit den Scheiben belegen, so dass diese sich leicht überlappen und die Form komplett ausfüllen. Die Früchte hinzugeben, mit den restlichen Brot einen Deckel machen und die Ränder versäubern. Einen Unterteller auf den Deckel des Puddings legen, so dass die Früchte nach unten gedrückt werden. Das Ganze mit 1,4kg oder 1,8kg Gewichten belegen und über Nacht in den Kühlschrank stellen.

Pudding stürzen und das Brot an den weißen Stellen mit dem zur Seite gestellten Fruchtsaft bepinseln. Mit kandierten Veilchen und essbaren blauen Blumen wie Lavendel, Borretsch, Kornblumen oder Stiefmütterchen verzieren. Dem Rahm etwas blaue Lebens-mittelfarbe oder Blue Curaçao zugeben und servieren.

DIE FARBE IHRER UMGEBUNG

Farbe ist persönlich; die Farben, die wir tragen und mit denen wir unser Zuhause dekorieren, sagen viel über unsere Persönlichkeit aus. Sie spiegeln den Zustand unserer Gesundheit und unseres Geistes wieder. Es ist wichtig, dass wir uns mit den Farben umgeben, von denen wir uns angezogen fühlen, sodass wir uns in unserer harmonischen Umgebung wohl fühlen. Ebenso ist es wichtig, zu erkennen, dass sich unsere Farbbedürfnisse mit uns ändern; obschon wir immer dieselbe Lieblingsfarbe haben werden, wird es Zeiten geben, in denen wir plötzlich das Bedürfnis nach einer anderen Farbe verspüren. Dieser Teil des Buches ist so ausgelegt, dass Sie Ihre Wahrnehmung für die Farbe, zu der Sie sich hingezogen fühlen, steigern und dass Sie lernen wie Sie die Farbe Ihrer Umgebung wie Kleidung, Möbel etc. dementsprechend ändern können.

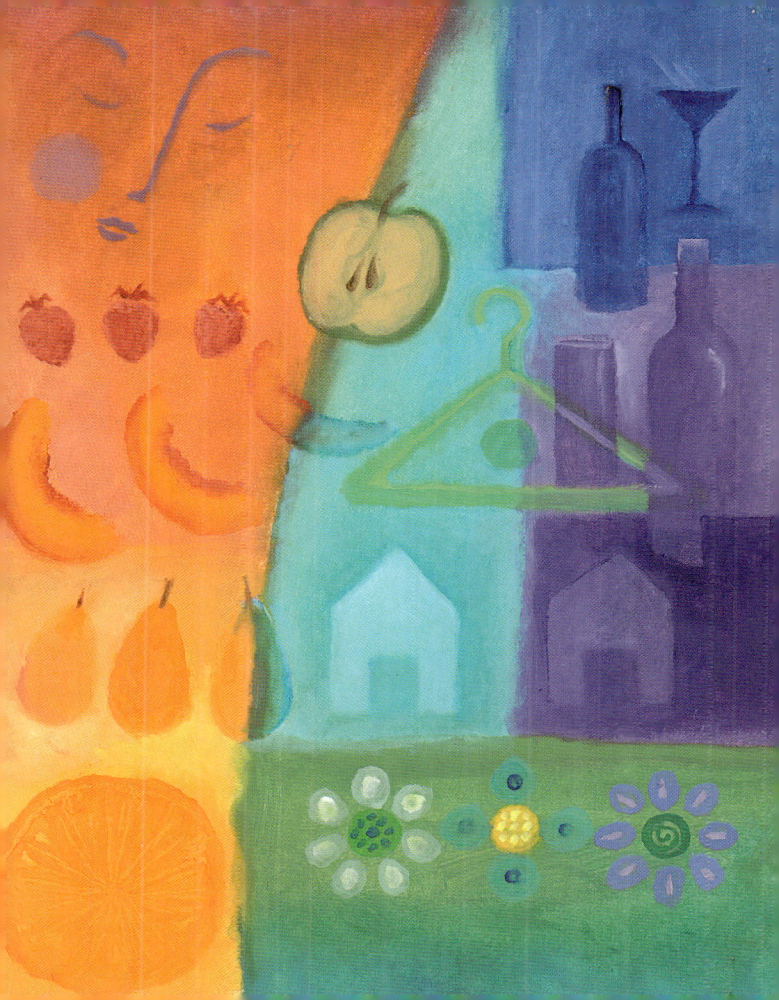

Einheitliche Farbe

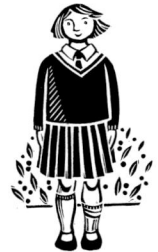

Einheit

Die meisten Schuluniformen sind in den Farben übereinstimmend: Blau, Grau, Braun und Schwarz.

Seit jeher werden die Eigenschaften von Kleiderfarben für die Bekräftigung von traditionellen Berufen in der Gesellschaft verwendet. Mitglieder der königlichen Familie, hohe Geistliche und Juristen zum Beispiel kleiden sich für gewöhnlich in Violett, die Farbe von Edelmütigkeit und Würde und die höchste Form des Selbstausdrucks. Die Farbe von Uniformen jeglicher Art spiegelt die Anforderungen an die Qualität der Arbeit der Angestellten, die diese tragen, wider.

Rot zum Beispiel, die Farbe des Mutes, der Tat und der Aggression, war immer beliebt beim Militär, vor allem, um Eindruck zu machen. Es ist auch die Farbe des Blutes, das im Kampf vergossen wird. Blau, die Farbe des Meeres, ist die Farbe der Marineuniformen. Marineblau wird sogar als eigene Farbe anerkannt. Grau oder Blaugrau ist die Farbe der Flugstreitkräfte sowie der Flugzeuge, die von den Piloten in den gleichfarbigen Himmel geflogen werden. Anhand der Farbe der Uniformen, die diese Menschen tragen, wissen wir, welche Rolle Sie spielen und welche Eigenschaften Sie erfüllen.

Schwarz, die Farbe von Autorität und Macht, wird von der Polizei getragen, die das Gesetz gegen die kriminell veranlagten Schichten der Gesellschaft durchsetzen muss. Es ist auch die Farbe, die von bestimmten kirchlichen Ordensgemeinschaften getragen wird, und hier bedeutet sie den Ausschluss von der Welt, sodass ihr Träger sich ganz den spirituellen Belangen widmen kann.

Arbeitskleidung

Die blauen oder grauen Anzüge, die
viele Geschäftsleute tragen, sind eigent-
lich eine Art Uniform, die den Eindruck
von zuverlässigen Menschen übermitteln,
denen man sein Geld oder Geschäft
anvertrauen kann. Die Farbe der Uniformen, die von vielen Firmenangestellten
getragen werden, wird sorgfältig ihren
Eigenschaften entsprechend ausgesucht.
Orange für Vitalität und Kraft, Rot und
Gelb für Energie und Stimulierung, Grün
für Gesundheit etc.

Schuluniformen

Sogar die Farben der Schuluniformen, die
Kinder tragen, werden ausgewählt, um
Übereinstimmung zu fördern und die Ener-
gien der Individuen zu vermindern. In
Bezug auf diese uns auferlegten Ein-
schränkungen der Farbe, die wir zur
Arbeit tragen müssen, ist es nicht verwun-
derlich, dass wir uns, sobald wir zu
Hause sind, in eine Farbe umziehen, die
unserem Naturell eher entspricht.

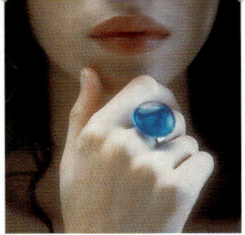

Persönlicher Touch

Auch wenn Sie eine Arbeitsuniform oder den Umständen angemessene Kleider, tragen, können Sie sie immer noch mit etwas persönlichem in einer Farbe, die Sie mögen, ergänzen, zum Beispiel einer Krawatte, einem Ring oder einem Schal.

WELCHE FARBE TRAGEN SIE?

Der Stoff der Kleider, die wir tragen, wirkt als Filter für die Farbe, die von der Haut aufgenommen wird. Tragen Sie zum Beispiel einen grünen Rock, dann nehmen Sie die Eigenschaften der Farbe Grün auf. Dies gibt Ihnen ein Gefühl von Harmonie und wirkt öffnend auf Ihre Persönlichkeit etc. Deshalb ist es enorm wichtig, dass Sie die Farben, die Sie tragen, Ihrer natürlichen Energie, Ihrem Naturell und Ihrer Tagesform anpassen.

Welche Farbe tragen Sie nicht?

Denken Sie über die Eigenschaften der Farbe, die Sie nie tragen und die in Ihrem Kleiderschrank nicht vorkommt, nach. Schlagen Sie als Gedankenstütze die Eigenschaften der Farben unter Farben des Spektrums auf den Seiten 22-93 nach. Tragen Sie zum Beispiel nie Rot, kann es sein, dass Sie eine rote Person sind und diese Energie nicht benötigen. Oder mangelt es Ihnen an Energie, Selbstvertrauen und Initiative? Falls dies der Fall sein sollte, dann kann Ihnen das Tragen von Rot zu diesen Eigenschaften verhelfen.

Fragebogen

Welche Farbe tragen Sie immer?

Wie fühlen Sie sich damit?

Wie reagieren andere darauf?

Welche Farbe tragen Sie nie? Wieso?

Welche Farbe tragen Sie jetzt?

Warum haben Sie sie gewählt? Betrachten Sie alle Ihre Kleider. Welche

Farben überwiegen?

Welche Farben fehlen in Ihrem Kleiderschrank?

Betrachten Sie die Kleider, die Sie nicht mehr tragen. Welche Farbe haben sie? Welche Farbe würden Sie gerne tragen, tun es aber nicht? Wieso?

Habe Sie vor kurzem etwas in einer neuen Farbe gekauft? Was war der Auslöser dafür?

Dunkel, hell oder neutral?

Wir tragen dunkle Farben, wenn wir uns körperlich und emotional niedergeschlagen fühlen, helle Farben, wenn wir glücklich sind und neutrale Farben, wenn wir müde sind. Der Fragebogen auf der linken Seite soll Sie zum Nachdenken über die von Ihnen getragenen und nicht getragenen Farben anregen. Nehmen Sie Stift und Papier und füllen Sie ihn aus.

Dunkle Farben

Helle Farben

Neutrale Farben

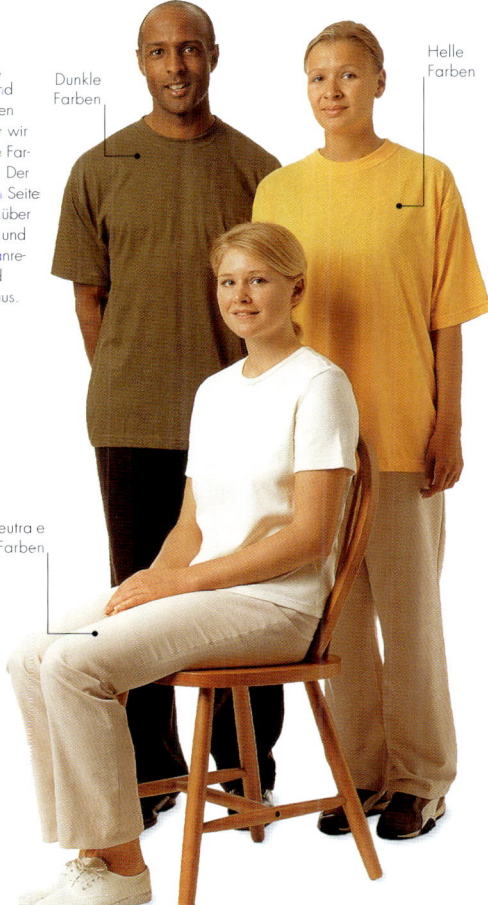

Ihre Natürliche Farbe

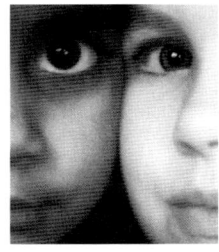

Hautfarbe
*Die Farben, die zu Ihrer Hautfarbe
passen, beeinflussen die Kleiderfarben,
die Sie tragen.*

Die meisten von uns, ob bewusst oder unbewusst, wählen die Kleidungsfarben entsprechend Ihrer natürlichen Farbe, das heißt der Farbe der Haut, der Augen und des Haares, aus. Wenn wir Farben tragen, die nicht zu uns passen, sehen und fühlen wir uns nicht besonders gut darin. Der Schweizer Farbtheoretiker Johannes Itten teilte die Menschen anhand ihrer natürlichen Farbe nach den vier Jahreszeiten Frühling, Sommer, Herbst und Winter, ein. Obschon nicht jede Person genau einer Kategorie entspricht, sei es, dass ein

Mischling ist oder sei es, dass sie die Haare gefärbt oder die Augenfarbe mit Kontaktlinsen wechselt, ist diese Aufteilung in Typen doch eine gute allgemeine Richtlinie der Farben, in denen jeder von uns gut aussehen kann. Lesen Sie weiter und entdecken Sie, welcher Jahreszeitentyp Sie sind und welche Farben zu Ihnen passen.

Frühlings- und Sommertyp

Frühlingstypen haben rosa bis elfenbeinfarbene Haut, grüne oder blaue Augen und goldblondes oder braunes Haar. Sie sehen besonders gut in hellen blassen Farben wie Rosa, Pfirsich, Zitrone, Aprikose, Cremeweiß und Grün aus. Menschen dieses Typs sind oft lebendig, kontaktfreudig und enthusiastisch. Sommertypen sind hellhäutig und haben oft einen rosigen Hautton, blassblaue oder graue, manchmal auch haselnussbraune Augen und hellblonde oder braune Haare. Sie sehen besonders gut in blauen und rosafarbenen Kleidern aus. Menschen des Sommertyps sind zuverlässig, kooperativ, sensibel und ernst.

Herbst- und Wintertyp

Die Farben der Herbsttypen sind hauptsächlich die der Saison, also Rot, Braun und Gold. Ihr Hautton reicht von golden über beige bis kupfern und dieser Typ hat oft Sommersprossen. Die Augen sind für gewöhnlich grün oder braun und das Haar ist rötlich oder braun. Dieser Typ sieht am besten in herbstlichen Farben aus, Orange, Gelb und Rotbraun. Viele Wintertypen haben einen olivefarbenen oder dunklen Hautton und die Augen sind braun. Das Haar ist normalerweise braun oder schwarz. Dieser Typ sieht am besten in starken, hellen Farben wie Rot, Grün oder Violett aus, aber auch Schwarz oder Weiß kommt bei ihnen außergewöhnlich gut zur Geltung.

Die chinesischen Jahreszeiten

In der traditionellen chinesischen Medizin hat jede Jahreszeit eine Farbe und ein Element, das mit Teilen des Körpers verbunden ist. Jeder Jahreszeitentyp hat also eine Veranlagung zu Schwächen in gewissen gesundheitlichen Bereichen. Für den Wintertyp ist dies das Harnsystem, für den Frühlingstyp die Leber, für den Sommertyp das Herz, für den Herbsttyp die Lungen.

FARBEN FÜR DIE FREIZEIT

Während wir bei der Arbeit eventuell gezwungen sind, die Farben der Firma oder der Institution zu tragen, können wir uns zu Hause anziehen wie wir möchten. Es gibt jedoch Farben, die für gewisse Aktivitäten besonders gut geeignet sind. Wie auch immer Sie Ihre Freizeit gestalten, die Farben, die Sie tragen, spiegeln dabei Ihre Stimmung wider. Gleichzeitig können bestimmte Farben Sie aber auch in eine bestimmte Stimmung versetzen.

Entspannend

Wenn Sie den ganzen Tag in dunklen Kleidern verbracht haben, möchten Sie zu Hause vermutlich eher etwas Helleres, Aufheiternderes und Weicheres tragen. Blau wird Sie entspannen und beruhigen, während Rosa für ein gutes Allgemeinbefinden sorgt. Grau vermittelt ein Gefühl von Raum und ist gut, wenn Sie nur „rumhängen" möchten.

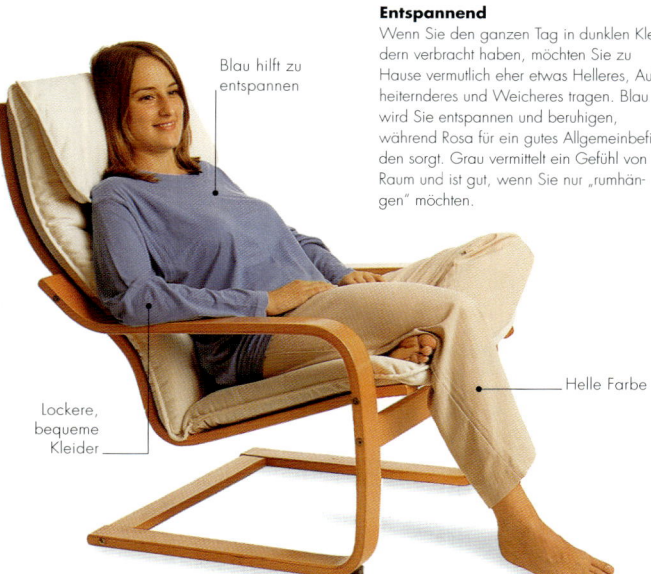

Blau hilft zu entspannen

Lockere, bequeme Kleider

Helle Farbe

Gesellige Farben

Die Farben des warmen Endes des Spektrums sind gut geeignet, wenn Sie nach der Arbeit noch etwas mit Kollegen unternehmen möchten.

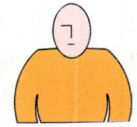

Rot oder Orange
Rot gibt Ihnen das Vertrauen, auf andere, Ihnen unbekannte Menschen zuzugehen, Orange versetzt Sie in Partystimmung

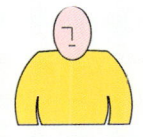

Gelb
Gelb hilft Ihnen, gesprächig zu sein.

Energiespendend

Gehören Sie zu den Leuten, die nach der Arbeit gerne ins Fitnesscenter oder Joggen gehen, dann sollten Sie energiespendende Farben wie Rot oder Orange tragen, vor allem, wenn Sie einen langen Tag hatten. Diese Farben werden Sie für die körperlich anstrengenden Übungen ermuntern.

Geistanregend

Wenn Sie nach der Arbeit noch lernen möchten, vielleicht für einen Kurs oder eine Prüfung, dann sollten Sie etwas Gelbes tragen, dies wirkt anregend auf den Geist.

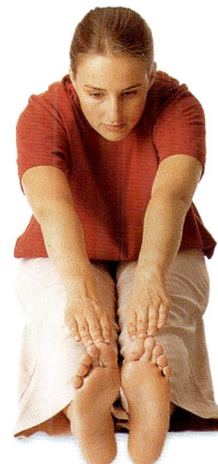

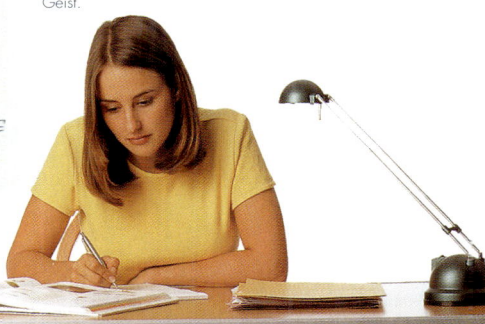

Natürliche Versus Synthetische Stoffe

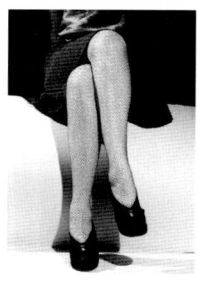

Synthetische Stoffe
Viele moderne Kleider werden aus synthetischen Stoffen hergestellt, durch die die Haut nicht atmen kann.

bekannteste der synthetischen Stoffe, wird hauptsächlich mit einem Produkt, nämlich den Damenstrumpfhosen, gleichgesetzt. Synthetische Fasern werden in chemischen Prozessen aus Rohmaterialien wie Holzzellulose oder petrochemischen Rohstoffen gewonnen, durch die die Haut nicht atmen kann. Zusätzlich kann das Licht nicht wie bei natürlichen Fasern durch den Stoff dringen.

Seide

Der vermutlich sinnlichste natürliche Stoff ist Seide. Seit tausenden von Jahren von Menschen getragen, wird Seide immer noch als Luxusmaterial betrachtet. Seide wird aus den Kokons einer bestimmten Schmetterlingsraupe gewonnen, und für viele Jahrhunderte wurde die Herstellung von den chinesischen Hauptproduzenten geheim gehalten. Nebst seinem Glanz und seiner Weichheit hat Seide eine andere wichtige Eigenschaft: Ihre Fasern reflektieren das Licht wie ein Prisma und ihre hohe Aufnahmefähigkeit lässt eine

Nicht nur die Farbe, die wir tragen, ist für unser Wohlbefinden wichtig, sondern auch die Eigenschaft des Stoffes selbst. Ob der Stoff natürlich oder synthetisch ist, macht einen großen Unterschied, wie wir uns darin fühlen. Synthetische oder künstlich hergestellte Stofffasern sind seit dem Zweiten Weltkrieg äußerst beliebt, da sie eine Massenproduktion an bezahlbaren Kleidern ermöglichen. Nylon, der erste und

Färbung mit dunklen, leuchtenden Farben zu. Dies macht Seide zu einem effizienten Leiter von Farbenergie.

Baumwolle

Baumwolle ist eine der häufigsten Textilfasern überhaupt und ihre Geschichte datiert tausende von Jahre zurück. Als Produkt einer Baumwollpflanze ist sie rein, frisch und fühlt sich auf der Haut sehr angenehm an. Baumwolle ist sehr vielseitig einsetzbar, da sie sehr gut gewoben und gefärbt werden kann. Sie erlaubt der Haut zu atmen und ist lichtdurchlässig.

Wolle

Wolle wird aus dem Fell oder der Wolle von verschiedenen Tieren, wie Alpaka, Mohair, Kaschmir und Kamel gewonnen. Das Herstellen von Wolle war ein wichtiges Gewerbe im alten Babylon und Mesopotamien. Wolle enthält Luftblasen, die den Körper schützen und sie ist einfach zu färben. Sie ist ebenso lichtdurchlässig und lässt den Körper Farbe aufnehmen.

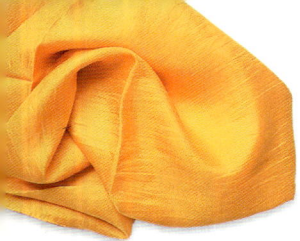

Vortragsfähigkeiten
Wenn Sie eine wichtige Präsentation halten müssen, und Sie sich deshalb klar und deutlich ausdrücken sollten, probieren Sie es durch Hinzufügen von etwas Gelb in Ihrer Garderobe.

FARBEN FÜR ARBEITSKLEIDUNG

Die Farbe, die wir bei der Arbeit tragen, hängt zum größten Teil von den Konventionen der Geschäftskleidung ab. Für Männer ist diese seit jeher strikter als für Frauen, da Frauen oftmals noch hellere und buntere Farben tragen dürfen. Die Dinge sind etwas ins Schwanken geraten, aber der wichtigste Punkt ist, dass Sie einen guten Eindruck hinterlassen möchten.

Zugänglichkeit
Wenn Ihre Arbeit einen regen direkten Kontakt mit Menschen beinhaltet, vielleicht in einer Pflege- oder Beratungsfunktion, tragen Sie am besten warme Farben. Rosa oder Pfirsich zum Beispiel vermitteln den Menschen Vertrauen. Grün, Blau oder Türkis sind auch gut geeignet, da sie Ihnen beim Verständnis von anderen helfen und Ihnen ein offenes Ohr für deren Probleme verschaffen.

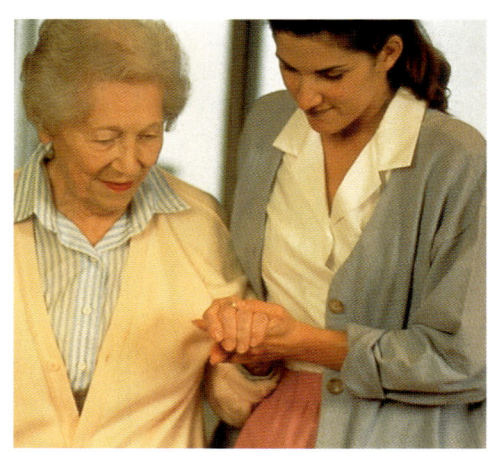

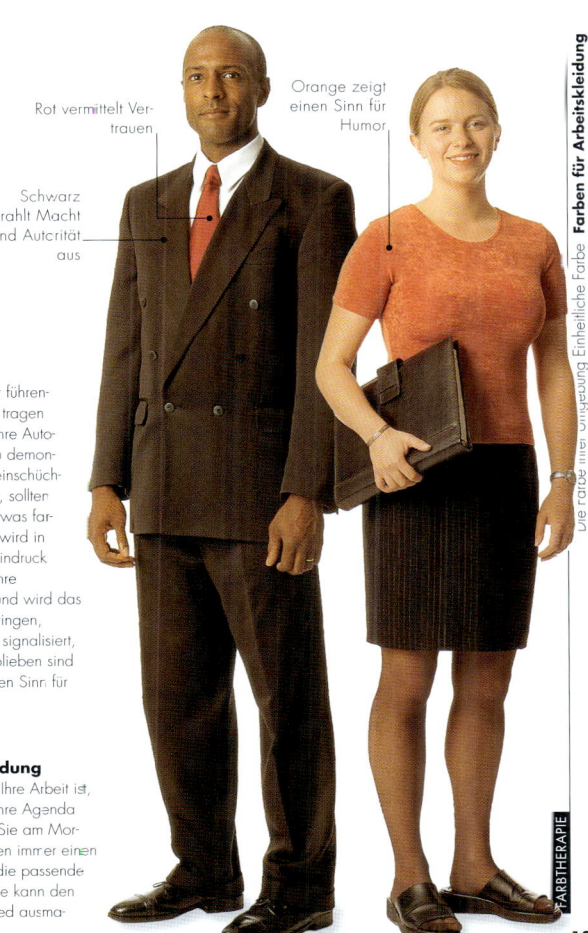

Rot vermittelt Vertrauen

Orange zeigt einen Sinn für Humor

Schwarz strahlt Macht und Autrität aus

Führung

Wenn Sie in einer führenden Position sind, tragen Sie Schwarz um Ihre Autorität und Macht zu demonstrieren. Da dies einschüchternd wirken kann, sollten Sie immer noch etwas farbiges tragen. Rot wird in Ihrem Team den Eindruck von Vertrauen in Ihre Führung wecken und wird das Team hinter Sie bringen, während Orange signalisiert, dass Sie jung geblieben sind und Sie einen guten Sinn für Humor haben.

Passende Kleidung

Was auch immer Ihre Arbeit ist, wie auch immer Ihre Agenda aussieht, denken Sie am Morgen beim Anziehen immer einen Augenblick über die passende Kleidung nach. Sie kann den ganzen Unterschied ausmachen.

Farben, Die Sie Nicht Tragen

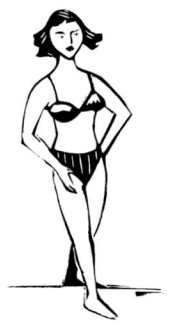

Unterwäsche
*Die Farbe Ihrer Unterwäsche kann
Ihnen auch zum gewünschten
Gefühl verhelfen.*

haben, die Sie seit einem Jahr nicht mehr getragen haben, weil sie aus der Mode gekommen sind oder weil Sie sie nicht mehr mögen, dann geben Sie diese weg. Bringen Sie sie in einen Second-hand-Laden oder geben Sie sie weiter, damit sie Ihr Leben nicht mehr belasten.

Farben, die zurückschlagen

Im Gegensatz zur positiven Wirkung von Farbe, kann es aber auch sein, dass die negativen Eigenschaften zum Tragen kommen. Bei Gelb wäre dies: Wenn die Energie stimmt, können Sie klar denken, die Ideen fließen und die Kommunikation mit anderen funktioniert. Stimmt Sie aber nicht, dann hacken Sie auf den Fehlern von anderen herum und werden zynisch, was Sie nicht gerade beliebt machen wird. Es kann sein, dass Sie nicht den Hautton für Gelb haben, zumal es am besten Menschen mit dunkleren Haut-tönen steht. Probieren Sie es mit einem Hauch von Gelb, um die positiven Züge der Farbe herauszuarbeiten.

Die Farbe, die Sie nicht tragen, könnte die Farbe sein, der Sie am meisten Aufmerksamkeit schenken sollten. Es kann sein, dass Sie aus dieser Farbe herausgewachsen sind, dass sie einen abgeschlossen Lebensabschnitt repräsentiert und Sie deswegen keine Kleider mehr in dieser Farbe tragen. Wenn Sie Kleider in Ihrem Schrank

Farbkompromisse

Wenn Sie eine Farbe, die gut für Sie wäre, absolut nicht tragen möchten, können Sie sie versteckt als Unterwäsche tragen. Ist Ihnen zum Beispiel Rot zu aggressiv zum Tragen, Sie möchten aber bestimmter bei der Arbeit wirken, probieren Sie es mit roter Unterwäsche! Diese wird Ihnen mehr Standhaftigkeit verleihen und Ihnen gleichzeitig Wärme spenden. Sie können aber auch eine Schattierung oder einen Ton der Farbe, die Sie nicht tragen möchten, als Ersatz wählen: Rosa oder Magenta für Rot; Aprikose oder Pfirsich für Orange; Lila oder Lavendel für Violett. Eine solche Ersatz Schattierung wird nicht eine ganz so starke Wirkung wie die unveränderte Farbe haben, aber es wird Sie dennoch beeinflussen. Es ist wichtig, dass Sie nicht einfach eine Farbe tragen, die Sie nicht mögen, nur weil Sie gerade der letzte Schrei ist: Lassen Sie sich nicht von der Mode diktieren und vertrauen Sie Ihrem Instinkt.

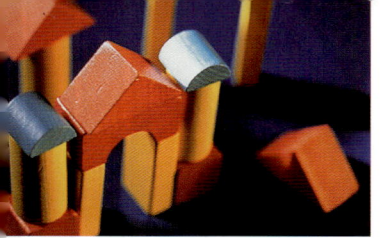

DIE FARBEN MIT DER SIE LEBEN

Unser Heim ist unser Zufluchtsort, wir kehren nach einem langen Arbeitstag an ihn zurück; hier essen, schlafen, lieben, erholen und entspannen wir uns mit unserer Familie und unseren Freunden. Kurz gefasst, es ist der Ort, an dem wir einen großen Teil unseres Lebens verbringen und es ist wichtig, dass die Farbe, mit der wir leben uns körperlich, emotional und geistig unterstützt.

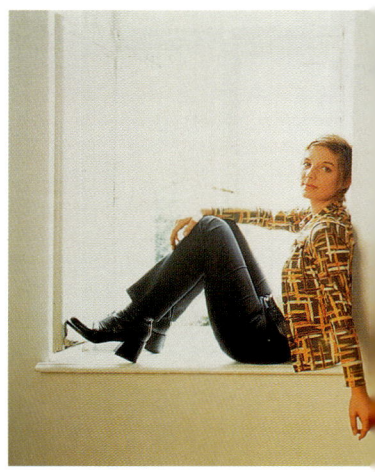

Farbliche Veränderungen

Es kann sein, dass Sie sich noch nie so richtig mit den Farben Ihrer Umgebung auseinander gesetzt haben. Vielleicht leben Sie schon seit Jahren mit denselben Farben ohne diese jemals richtig wahrgenommen oder darüber nachgedacht zu haben, ob diese Ihre Persönlichkeit widerspiegeln. Eventuell spüren Sie aber, wie Sie einen bestimmten Raum nicht besonders mögen, weil er zu kalt, zu klein zu dunkel ist. Farbe kann Ihnen bei der Veränderung eines solchen Raumes in einen Ort, an dem Sie sich wohl fühlen, helfen.

190

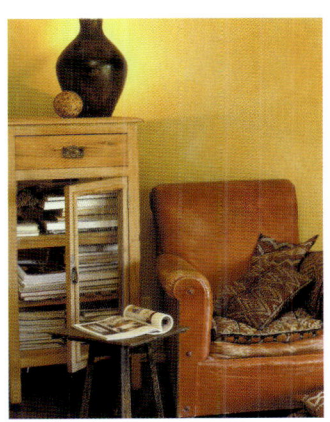

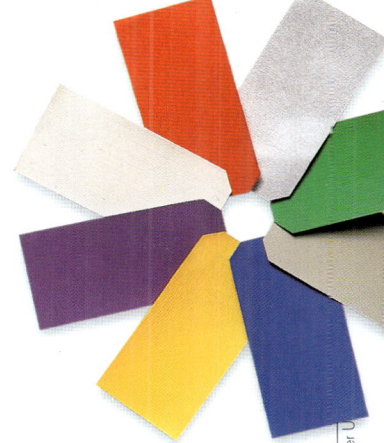

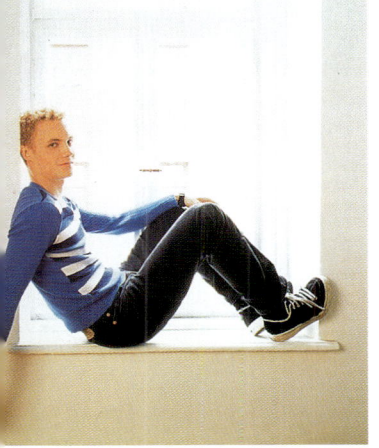

Farbmuster

Gehen Sie mit einer Reihe Farbmuster durch Ihre Wohnung, um Ideen zu finden.

Folgen Sie Ihrem Instinkt

Sie brauchen kein Vermögen für einen teuren Innenausstatter oder für Dekorationsmaterial auszugeben, damit Ihr Zuhause gut aussieht. Sie erhalten preiswerte Farbe in vielen Geschäften und die meisten von uns können einen Pinsel halten und damit Farbe auf die Wand auftragen. Das Wichtigste dabei ist, die Farben, die Sie möchten, zu wählen und nicht das, was modern ist oder was andere Leute Ihnen aufschwatzen. Ihre Lieblingsfarbe, oder eine Farbe, die Sie gerne um sich haben, kann sehr gut eine Farbe sein, die jemand anders überhaupt nicht ausstehen kann.

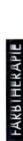

Mit Welchen Farben Leben Sie?

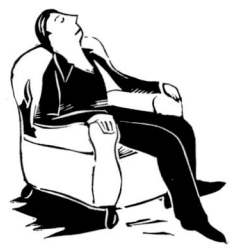

Einwirken lassen
*Betrachten Sie Ihre Wohnräume
und lassen Sie die Farben auf sich
einwirken.*

Nehmen Sie sich die Zeit und beantworten Sie den Fragebogen auf der nächsten Seite mit Bleistift auf einem Papier. Gehen Sie durch die Räume Ihres Zuhauses und schauen Sie sich die Farben, mit denen Sie leben, gut an. Denken Sie dabei an die Fragen des Fragebogens. Schauen Sie auch nach unten auf den Boden und nach oben an die Decke, nach links und nach rechts. Betrachten Sie ebenso die Möbel, Bilder, Bücher im Regal und über-

prüfen Sie Ihre ursprüngliche Reaktion auf die wahrgenommenen Farben. Ist eine Farbe dominierend? Ist eine Farbe untervertreten? Ist die Gesamtwirkung zu dunkel, zu hell, zu grell oder zu blass? Es kann sein, dass während Sie sich umschauen, Ihnen plötzlich eine Farbe erscheint. Merken Sie sich diese, es könnte die Farbe sein, die Sie in diesem Lebensabschnitt für Ihre persönliche Veränderung benötigen. Sei es zum Beispiel, dass Sie von nun an zu Hause arbeiten statt in einem Büro, oder dass jemand eingezogen ist etc.

Wozu dient der Raum?

Überlegen Sie wozu jeder Raum dient und ob seine Farben diesem Zweck entsprechen. Nehmen Sie zum Beispiel Ihr Schlafzimmer. Wie gut schlafen Sie in diesem Raum? Erwachen Sie am Morgen erfrischt nach einem tiefen gesunden Schlaf oder fühlen Sie sich immer noch müde, da Sie in der Nacht aufgewacht sind und sich von Seite zu Seite gewälzt haben? Ist das Letztere der Fall, kann es sein, dass Ihr Schlafzimmer in einer Farbe vom warmen Ende des Spektrums, die stimulierend wirken, gehalten ist, statt einem kühlen und beruhigenden Blau. Sie können sich diese und anderen Fragen für jeden Ihrer Räume stellen, wenn Sie durch Ihr Heim gehen. Ist das Wohnzimmer ein Ort, an dem sich Menschen entspannt fühlen oder neigen Sie zu Streitereien? Wie gut arbeiten Sie in Ihrem Arbeitszimmer? Welche Farbe würde zu Veränderungen führen? Sind Sie unschlüssig über die Farbe, schlagen Sie unter Farben des Spektrums (Seiten 22-93) nach. Und vor allem: Hören Sie auf Ihre Intuition!

Fragebogen

Was ist die Hauptfarbe des Raumes?

Wie fühlen Sie sich in diesem Raum?

Wie benehmen sich ihre Familienmitglieder und Freunde in diesem Raum? Wirken Sie aggressiv?

Wirken Sie entspannt oder angespannt?

Mögen Sie die Farbe?

Ergänzende Farben
Farben können alleine oder als Ergänzung zu einer anderen Farbe verwendet werden.

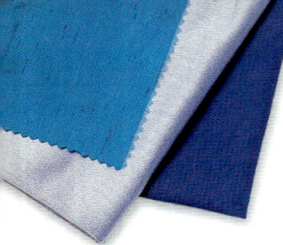

WOHN- UND SCHLAFZIMMER

Das Wohnzimmer ist einer der wichtigsten Räume in jedem Zuhause; es ist der Ort, wo sich die Bewohner zum Diskutieren, Fernsehen, Lesen oder „Rumhängen" versammeln. Es ist also ein Raum, der viele verschiedene Funktionen erfüllt und von denen alle für die Farbplanung miteinbezogen werden müssen.

Atmosphäre schaffen

Das Wichtigste bei der Planung ist, sich Gedanken über die gewünschte Atmosphäre zu machen. Möchten Sie es ruhiger und friedlicher oder wärmer und herzlicher? Ist es das Letztere, dann benötigen Sie Farben vom warmen Ende des Spektrums wie Pfirsich oder Aprikose, beides Töne von Orange, das eine fröhliche warme Farbe ist. Zu beiden dieser Töne würde Blau, die Komplementärfarbe von Orange, passen, und diese Kombination würde eine Umgebung schaffen, in der sich die Menschen in gegenseitiger Gesellschaft entspannen könnten. Die Wirkung kann durch Kissen, Decken und Bilder in den Tönen der beiden Farben verstärkt werden.

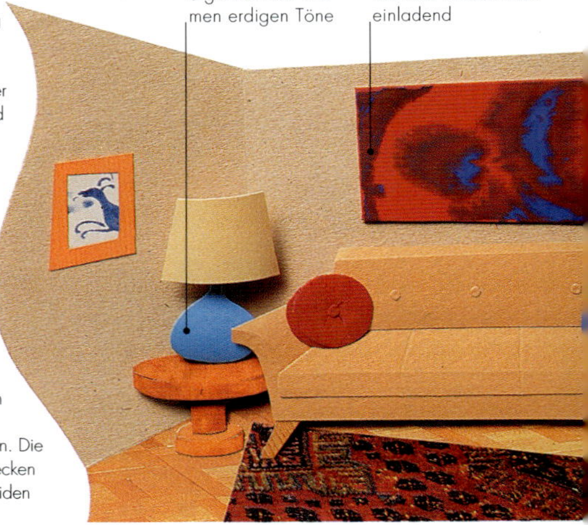

Blaue Accessoires ergänzen die warmen erdigen Töne
Ein Wohnzimmer in warmen Farben wirkt einladend

Ein gemütlicher Raum

Das Schlafzimmer ist ein weiterer wichtiger Raum, denn hier schlafen, lieber, träumen, lesen oder schreiben wir. Es ist ein privater Raum, in den wir uns zurückziehen, um allein oder mit einer anderen Person intim zu sein. Es ist also ein Raum, der vielleicht mehr als jeder andere, in den uns entsprechenden Farben gehalten sein sollte. Diese sollten hauptsächlich der Gemütlichkeit dienen, damit Sie gut schlafen können. Rosa ist eine beliebte Farbe für Schlafzimmer, da sie weich und zart ist und eine unterstützende Wirkung hat. Oder nehmen Sie Töne von Weiß anstelle von nur Weiß, das steril und kalt wirken kann (siehe Seiten 80-81). Blau ist eine ruhige Farbe, ist aber nicht die beste Wahl wenn Ihr Raum kalt ist, da es ihn noch kälter erscheinen lässt.

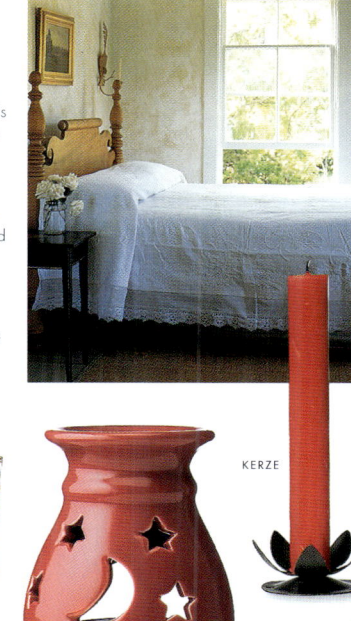

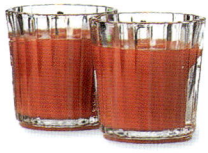

DUFTKERZEN

KERZE

DUFTLAMPE

ROTER STOFF

Leidenschaftlicher Touch

Möchten Sie einen Rahmen für heiße Liebesnächte schaffen, geben Sie Rot ins Dekor. Obschon dies am besten in Form von roter Bettwäsche, Kerzen und farbigen Glühbirnen geschieht, da Sie ansonsten nachts eventuell die nötige Ruhe zum Schlafen nicht mehr finden.

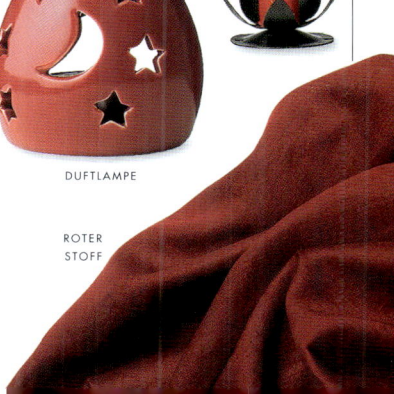

Räume Verbinden

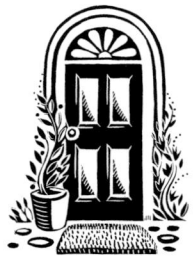

Eindruck
*Sogar die Farbe Ihrer Haustür
vermittelt dem Besucher einen
ersten Eindruck.*

Es gibt viele andere Räume im Haus außer den Zimmern und diese bestehen meist aus Verbindungen zwischen Räumen wie Eingangsraum, Absätze und Durchgänge. Diese Räume verbinden auf mehr als nur eine Weise. Es sind Orte, an denen sich Menschen hindurch begeben, um von einem Teil des Hauses in einen anderen zu gelangen, oder um für ein kurzes Gespräch stehen zu bleiben. Diese Orte sind voller Aktivität und sind oft das erste, das Besucher von unserem Zuhause sehen. Was für einen Eindruck möchten Sie bei ihnen hinterlassen? Dramatisch, warm, einladend oder eine Art Zuflucht vor der Außenwelt? Helle, bunte Farben vom warmen Ende des Farbspektrums werden die Besucher willkommen heißen und haben eine einladende Wirkung. Möchten Sie eine etwas weniger überschwängliche, gemütlichere Wirkung erzeugen, verwenden Sie Töne und Schattierungen von diesen Farben, wie Terracotta, Rostrot, Zitrone und Aprikose. Die Farbe ihrer Haustür spielt ebenso eine wichtige Rolle. In einigen Kulturen ist die Haustür in schützenden Farben wie Schwarz, Weiß, Violett oder Blau gehalten. Wenn Sie aber lange und anstrengende Arbeitszeiten haben, möchten Sie einmal zu Hause angekommen die Tür, vermutlich einfach nur noch schließen und sich geradewegs hinlegen. Ist dies der Fall sind die Farben vom kühlen Ende des Farbspektrums besser zur Entspannung geeignet.

Neutrale Farben

Durchgangsorte sind meist in neutralen Farben wie Off-White, Cremeweiß oder

Beige gestrichen, aber diese Farben schaffen eine statische Atmosphäre, in der sich die Besucher nicht wohl fühlen und sich deswegen bei der Tür aufhalten, unschlüssig, ob sie eintreten sollen oder nicht. Diese verbindenden Orte unserer Zuhause sind kleine Räume ohne viel natürliches Licht und sie können muffig und kalt sein. Verschiedene Farbe können diesem Effekt entgegenwirken: Pastellfarben zum Beispiel vermitteln eine helle geräumige Wirkung dunklere und kräftigere Farben machen einen Raum intimer. Ein kalter Flur kann mit den Farben vom roten Ende des Spektrums wärmer erscheinen. Ein muffiger Treppenabsatz wirkt kälter und frischer mit den Farben vom blauen Ende des Spektrums.

Feng Shui

Gemäß dem chinesischen Brauch von Feng-Shui, kann die Lage und die Art der Treppe das Chi (die Energie) des Hauses massiv beeinträchtigen. So ist es zum Beispiel nicht von Vorteil, wenn die Treppe direkt von der Haustür aus startet, eine gebogene Treppe ist besser als eine gerade und Wendeltreppen sind nicht gerade empfehlenswert.

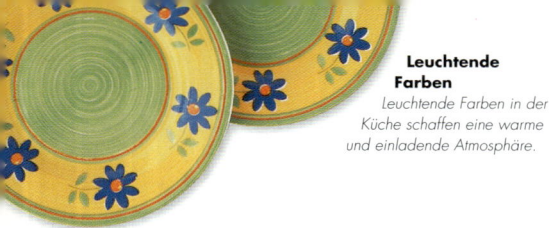

**Leuchtende
Farben**

*Leuchtende Farben in der
Küche schaffen eine warme
und einladende Atmosphäre.*

KÜCHE UND SCHLAFZIMMER Die

Küche und das Bad sind zwei gegensätzliche Räume, in denen verschiedenen Arten von Tätigkeiten nachgegangen wird. Die Küche ist nicht nur der Ort, an dem das Essen zubereitet wird, sondern auch Treffpunkt der Familie zum Essen oder für Gäste. Das Bad ist etwas privater und wir ziehen uns gerne dahin zurück, um uns in einem heißen Bad nach einem langen Tag zu entspannen.

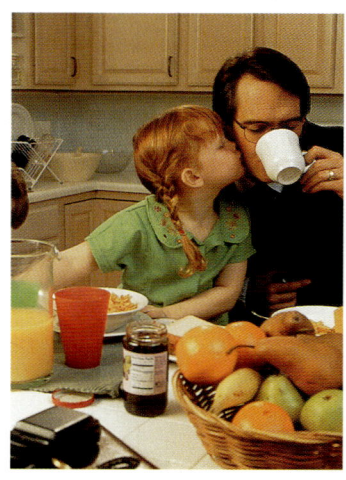

Herz des Hauses

Die Küche ist der Umschlagplatz des Hauses und so sollten die hier verwendeten Farben Wärme und Geselligkeit ausstrahlen. Rot spendet Energie, Orange wirkt Appetit anregend und hilft bei der Verdauung, Gelb fördert die Konversation. Ebenso erdet uns Rot und so hilft ein Küchenboden aus Terracotta-Platten zum Beispiel uns nach einem Tag am Computer oder in Sitzungen mit anderen wieder Boden unter den Füssen zu gewinnen. Die Küche bietet auch Raum und Gelegenheit ein paar Tupfer der Komplementärfarbe einzubringen in Form von Gemüse- oder Obstschalen, Pflanzen, Kochgeschirr etc.

Einladende Badezimmer

Viele Badezimmer sind kleine muffige Räume ohne Fenster. Deshalb ist es enorm wichtig eine Farbe zu wählen, die den Raum größer und heller wirken lässt wie Blau oder Türkis, die Farben des Meeres, die entspannend und beruhigend auf uns wirken. Das Bad ist aber nicht ein Ort, an dem wir es kalt haben möchten, weshalb diese Blautöne mit einer warmen Farbe in Form eines Teppichs, Tuches oder Bademantels ergänzt werden sollten.

Blau

Blauschattierungen im Bad helfen eine entspannende Wirkung zu erzielen.

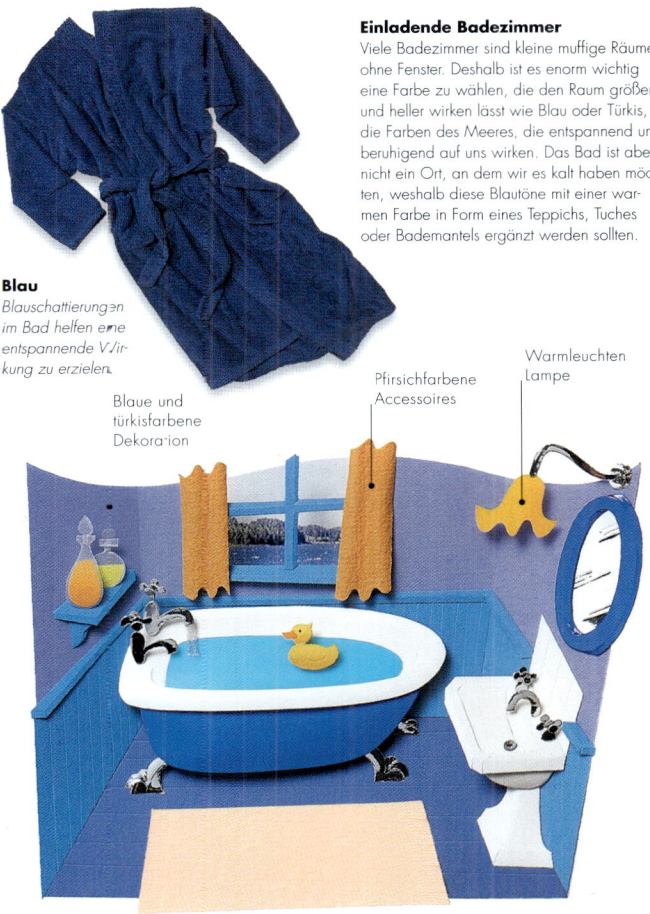

Blaue und türkisfarbene Dekoration

Pfirsichfarbene Accessoires

Warmleuchten Lampe

FARBTHERAPIE

Andere Räume

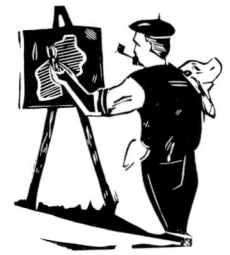

Zu Hause arbeiten
Die Farbe Ihres Ateliers oder Büros kann den Arbeitsablauf wesentlich beeinflussen.

In einem Haus gibt es noch andere Räume wie das Arbeitszimmer oder den Wintergarten. Das Arbeitszimmer kann aus einer Leseecke oder einem Dachstock bestehen. Arbeitszimmer werden oft für Hobbys oder für die Kinder, wenn sie Hausaufgaben machen, verwendet. Bis vor kurzem wurde es als luxuriös erachtet, einen solchen Raum zur Verfügung zu haben, in dem nur gelesen oder einem Hobby nachgegangen wurde. Heute arbeiten immer mehr Menschen von zu Hause aus und es ist zu einem normalen Bedürfnis geworden.

Von zu Hause aus arbeiten

Es kann sein, dass Ihre Wohnung oder Ihr Haus nicht groß genug für ein separates Büro ist. Auch wenn Sie ein Zimmer aufteilen, sollten Sie sich trotzdem Gedanken darüber machen, welche Farbe inspirierend auf Sie wirkt und zu einem Maximum an Produktivität anspornt. Ist Ihre Arbeit zum Beispiel eher geistiger als körperlicher Natur mit viel Denken, Lesen, Schreiben und Ideenfindungen, dann ist Gelb eine wunderbare Farbe, um den Geist anzuregen.

Da es die Farbe, die dem Licht der Sonne am nächsten liegt, ist, wird Sie Ihnen auch ein gutes Gefühl beim Arbeiten vermitteln. Ist Ihre Arbeit eher künstlerischer Natur, wie Zeichnen, Malen oder Nähen, dann sollten Sie sich mit viel Violett umgeben. Dies ist die Farbe für kreative Inspirationen und sie wird Sie vor äußeren Ablenkungen schützen.

Wenn es der Platz erlaubt, richten Sie eine Zimmerecke zum Ausruhen oder Meditieren ein, am besten in den kalten Farben, Blau, Grau oder Türkis.

Kinderzimmer

Vor allem wenn sie älter werden, brauchen Kinder einen Teil ihres Zimmers als Lern- und Arbeitsecke. Während ihrer Entwicklung werden sie von stärkeren und helleren Farben angezogen werden, die ihre überschüssige Energie wieder spiegeln. Diese kräftigen und leuchtenden Farben sind aber nicht gerade gut fürs Lernen geeignet und so ist es am besten, ein Ecke des Zimmers mit helleren und weicheren Farben zu dekorieren, damit sie sich auf ihre Hausaufgaben konzentrieren können. Leidet Ihr Kind unter Schlafstörungen stellen Sie sicher, dass die Zusammenstellung der Zimmerfarben nicht zu hell und zu anregend wirkt.

Die Macht von Mustern

Achten Sie auf die Farben der Bettdecken fürs Kinderzimmer. Die Vibrationen der Farbe werden in die Aura des schlafenden Kindes dringen.

Beachten Sie auch die Muster der Bettdecken. Grosse, leuchtende Farbmuster oder Figuren können negativ vibrierende Energien abgeben.

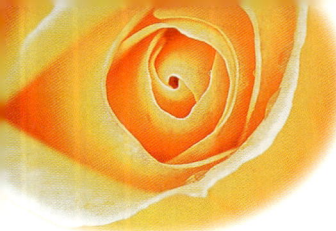

In Harmonie mit der Natur

Sie können einen Garten, egal wie klein, mit allen sich wechselnden Farben der Jahreszeiten und Ihren eigenen farblichen Stimmungen, schaffen.

FARBE IM GARTEN

Gärten sind heilende Orte, nicht nur, weil Sie uns in Verbindung mit der Natur bringen, sondern auch mit den Farben der Pflanzen, Blumen und Sträucher. Sogar wenn Sie in der Stadt wohnen, können Sie in einem kleinen Pflanzentrog oder -topf Ihren eigenen kleinen Garten mit den Farben anpflanzen, die Sie das ganze Jahr über

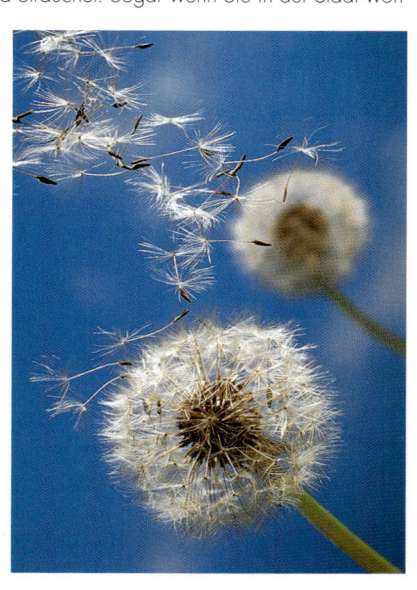

Saisonale Farben

Farben sind nicht so einfach in die vier Jahreszeiten einzuteilen. Es ist aber möglich, die hellen versprechenden Farben des Frühlings von den kräftigen reifen Farben des Sommers und die welkenden Schattierungen des Herbstes von den harten Kontrasten des Winters zu unterscheiden.

Die Jahreszeiten

Die Veränderungen im Garten zeigen Ihnen die Jahreszeiten an.

Kontrastierende Farben

Komplementärfarben entfalten Ihre Wirkung im Garten genauso wie im Haus.

Warme Farben

Warme Farben wie Orange sind an einem grauen Tag wahre Aufheller.

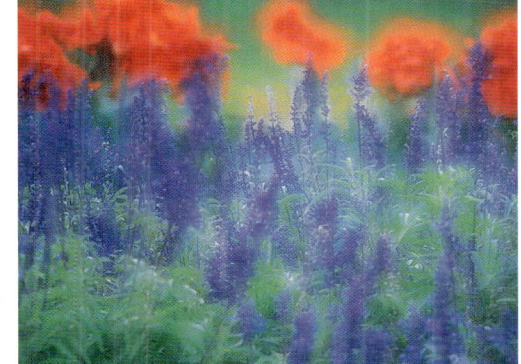

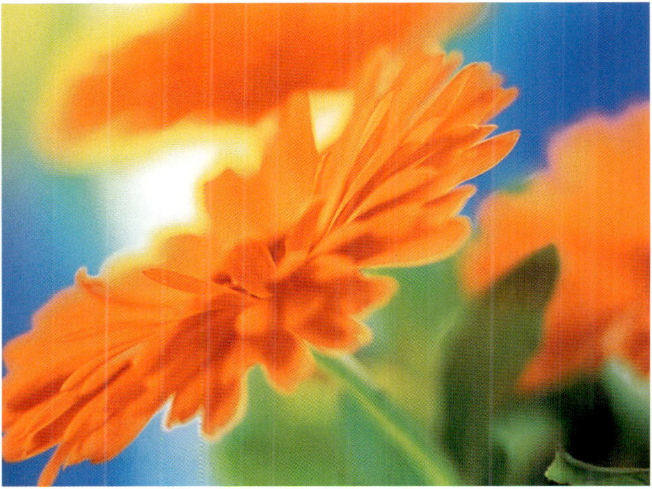

Pflanzen und Blumen für den Frühling

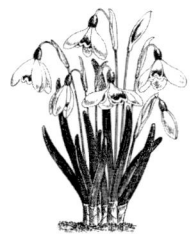

Willkommener Anblick
*Nach der Eintönigkeit des Winters
sind Frühlingsblumen ein
willkommener Anblick.*

Die Blume, die vermutlich am stärksten mit dem Frühling in Verbindung gebracht wird ist die Schneeglöckchen, deren weiße Blüten sich dramatisch vom dunklen Hintergrund abheben. Schneeglöckchen können bis zu fünf Monate blühen, vom Herbst und Winter bis zum Frühling. Nach den langen dunkeln Wintertagen erscheinen Sie uns wie die Boten des Lichts und wir empfinden Sie als Frühlingsblumen. Die schwachwüchsigen Magnolien verkörpern den Frühling mit ihren rosaroten Blüten im speziellen die Magnolia stellata, die Sternmagnolie, so genannt wegen ihren sternenförmig Blüten. Diese können in den kleinsten Gärten gezogen werden und machen sich neben Kamelien, vor allem der „Donation" besonders gut. Das schöne grüne Blätterwerk und die rosaroten Blüten der Kamelien ist eines der schönsten Bilder des Frühlings.

Azaleen

Azaleen, eine Rhododendronart, blühen auch im späten Frühling und können in Töpfen gehalten werden. Es gibt zwei Sorten, die immergrünen (auch Japanische genannt) und die laubabwerfenden. Die immergrünen Azaleen blühen in sämtlichen Farben des Regenbogens: Weiß, Rosa, Rot, Blau, Lila und Violett. Die laubabwerfenden Azaleen hingegen verfügen über ein ähnliche Farbenpalette aber mit zusätzlich Gelb und Orange. Die Gartenazalee, oder Rhododendron luteum, bringt stark duftende goldene Blüten hervor.

Frühlingszwiebeln

Der Frühling wäre nicht der Frühling ohne Osterglocken, Narzissen, Krokusse und Tulpen. Ist Ihr Garten groß genug, können Sie eine wilde natürliche Wirkung erzielen, indem Sie die Blumenzwiebeln planlos unter den Bäumen verteilen. Im Frühling werden Sie mit einem unvergesslichen Anblick belohnt. Krokusse kommen in verschiedenen Sorten, die Farben reichen von Weiß bis Goldgelb bis zu Violett. Ebenso gibt es die früh blühenden Tulpen in verschiedenen Farben wie Weiß und Gelb, die typischsten Farben des Frühlings. Sogar einige Zyklamensorten blühen im Frühling. Diese sind Weiß, Rosa und Dunkelrot.

Osterglocken

Osterglocken sind pflegeleichte Pflanzen die im Schatten sowie an der Sonne gedeihen. Pflanzen Sie die Zwiebeln doppelt so tief wie sie groß sind in einem Abstand von 10-20cm anfangs bis Mitte Herbst. Am besten pflanzen Sie nahe zusammen oder verteilt. Lassen Sie die Blätter nach dem Verwelken absterben.

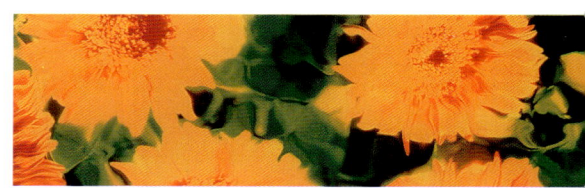

Ein Meer an Farben

Der Sommer ist die Jahreszeit, in der der Garten sich in ein Meer an Farben verwandelt.

DER GARTEN IM SOMMER

Der Sommer ist eine lange Jahreszeit: vom späten Frühling in den frühen Herbst hinein. Dies spiegelt sich in den Farben des Sommers wider, die von den Pastellfarben des Frühlings zu den warmen Farben des Herbstes reichen. Am Höhepunkt der Saison ist auch der farbliche Höhepunkt erreicht. Die Staudenrabatten blühen in allen Farben, und die Bäume stehen in voller Pracht in den unterschiedlichsten Grüntönen.

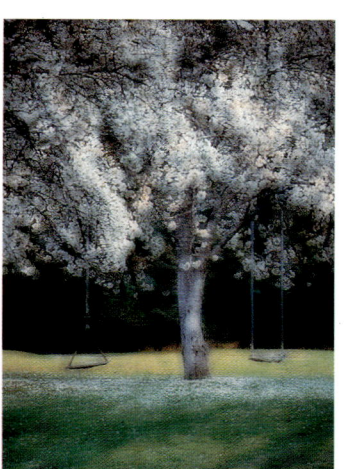

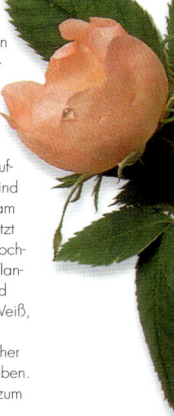

Weiteres blühen

Im späten Frühling kann man bereits die ersten Rosen entdecken und viele Sträucher beginnen zu blühen. Geranien fangen an zu sprießen und viele andere jährliche Blumen sind am Aufgehen. Im frühen Sommer sind die Tage am längsten und am hellsten und der Garten strotzt nur so vor Wachstum. Im Hochsommer blühen die Kletterpflanzen wie Rosen, Klematis und Jasmin auf, eine Pracht in Weiß, Rosa und Blau, während im späten Sommer die Spätblüher den Garten in der Hand haben. Im frühen Herbst ist es Zeit zum Pflanzen fürs neue Jahr.

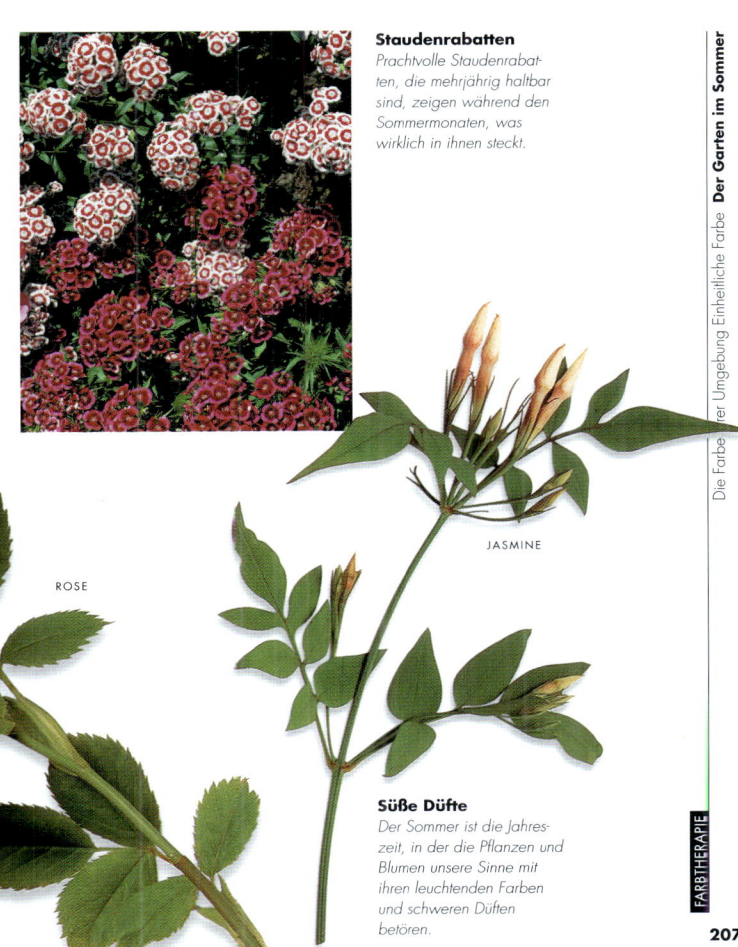

Staudenrabatten

Prachtvolle Staudenrabat-
ten, die mehrjährig haltbar
sind, zeigen während den
Sommermonaten, was
wirklich in ihnen steckt.

JASMINE

ROSE

Süße Düfte

Der Sommer ist die Jahres-
zeit, in der die Pflanzen und
Blumen unsere Sinne mit
ihren leuchtenden Farben
und schweren Düften
betören.

Pflanzen und Blumen für den Sommer

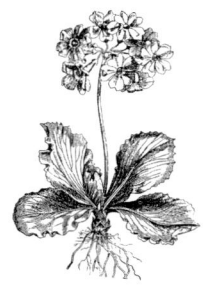

Primel
*Die bunten Primel wachsen in den
meisten Gärten und verlängern
den Sommer.*

Die ultimative Königin des Sommers ist die Rose, die es von Dunkelrot bis Gelb zu Cremeweiß in allen Farben gibt. Die Blüten sind einfach oder gefüllt, dies bezeichnet eine Blume, bei der die Blüten in mehreren Schichten einen weichen runden Ball ergeben. Viele Arten haben auch einen göttlichen Duft, der bereits genügt, um die Sinne zu betören. Rosen sind am schönsten im frühen Hochsommer,

obschon einige Arten zum zweiten Mal etwas später im Jahr nachblühen. Einen etwas subtileren Duft verbreiten die kleinen delikaten blassen malvenfarbenen Blüten des Jasmins „Stephanses", der oft Seite an Seite mit dem gewöhnlichen weißen Jasmin vorkommt, dessen Blumen den ganzen Sommer blühen. Eine weitere beliebte Kletterpflanze ist die Klematis, welche in vielen Farben daherkommt: Weiß, Hell- und Dunkelrosa, Blau, Malvenfarben und Dunkelviolett. Primeln leuchten den ganzen Sommer lang in kräftigem Rot, Dunkelviolett, Gelb und Orange. Wenn Sie einen Teich oder einen Bach im Garten haben, ist das Ufer ein idealer Standort für Primeln, da sie im feuchten Schatten am besten gedeihen.

Staudenrabatten

Staudenrabatten (sterben im Winter ab und wachsen im Frühling erneut nach) bringen eine endlose Quelle an Farbe während den Sommermonaten. Diese beinhalten Lupinen, deren hohe, turmartige Blumen weiß, blau, rosa, violett, rot und gelb sind, sowie Lilien und Nelken. Rosa und rotweiß umrandete Steinnelken verleihen dem Garten einen heimeligen Touch, während das leuchtende Rot, Orange und Gelb des Goldmohns und Islandmohns belebend wirken.

Hortensien

Hortensien führen uns vom Sommer in den Herbst und spiegeln den Wechsel der Jahreszeit in ihren Blüten und Farben wider. Die Struktur der Blumen geht von seidig zu wachsig über und ihre Farben verändern sich von blau zu hellgrün, von rot zu braun und von weiß zu weißgrün. Es gibt zwei Sorten von Hortensien, die ballförmigen, so genannt wegen ihren runden Blumenköpfen, oder die tellerförmigen, deren Blüten flacher sind. Die ballförmigen Hortensien sind gut geeignet für kleine Gärten, besonders die himmelblaue „Vibraye" oder die kleinwüchsige Pia mit roten Blüten.

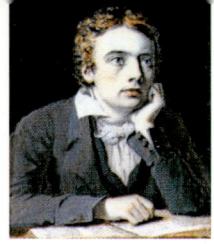

Keats
*Der Dichter beschrieb
den Herbst als
„Gezeit der Nebel,
reicher Ernte Zeit".*

DER GARTEN IM HERBST
Wenn es langsam kalt wird und die Blätter an den Bäumen sich zu färben beginnen, dann wissen wir, dass der Herbst im Anzug ist. Das Spektakulärste an dieser Jahreszeit ist das flammende Farbenmeer des Blätterwerks der Bäume; ein letztes Aufbäumen der Natur bevor die Tage kürzer werden und der monotone Winter beginnt.

Herbstfarben
Im Herbst einen Spaziergang durch die Wälder zu machen, ist eine Farbenpracht an Rot, Orange, Gelb, Gold und Rotbraun, durchmischt mit dem Grün der Koniferen, Farne und Moose. Ein Sonnenstrahl, der durch die Bäume einfällt und die Blätterfaserung erscheinen lässt, ist ein faszinierender Anblick.

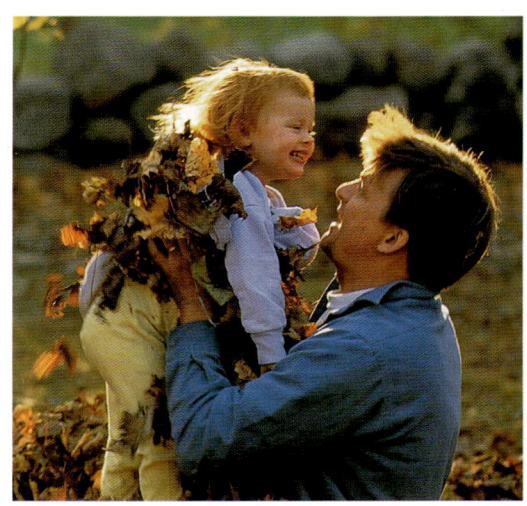

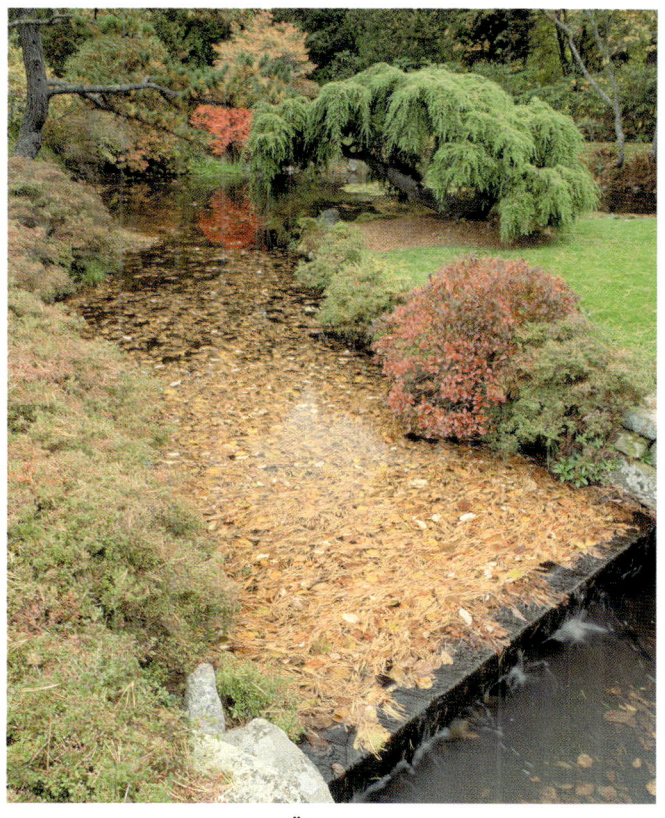

Übergang

*Der Herbst ist der Übergang vom Sommer zum
Winter, es ist die Zeit, in der wir über
Vergangenes und Zukünftiges nachdenken.*

Pflanzen und Blumen für den Herbst

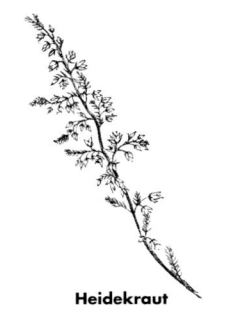

Heidekraut
Das Heidekraut blüht den ganzen Herbst in zu den farbigen Bäumen passenden Farben.

Einige Sträucher blühen bis in den Herbst hinein wie die Fuchsie, deren baumelnde Blüten in kräftigem Magenta erstrahlen. Diese Blüten stehen in wunderschönem Kontrast zu den Stängeln an cremeweißen Blüten der Palmlilie. Der Hibiskus bringt violettrote, blauviolette und weiße Blüten hervor, während ein außergewöhnliches Gelb vom immergrünen Johanniskraut Hidcote ausgeht. Das Heidekraut oder Erika ist ein typischer Herbstblüher und sieht am besten aus, wenn mehrere verschiedene Sorten davon beieinander gepflanzt werden. Das herkömmliche Grün und Grau dieses Strauches wirkt so verstärkend auf die rosa Blüten und orangen Blätter der „Orange Queen" oder der weißen Blüten und gelben Blätter der „Gold Haze".

Japanischer Ahorn

Einer der größten Stars des Herbstes ist zweifelsohne der Japanische Ahorn mit seinen bunten Blättern, die golden glänzen, hellrot leuchten und kanariengelb scheinen. Die Tupelobäume von Nordamerika leuchten in Orange und die Bergesche „Sorbus Embley" ist für ihre prachtvollen roten Blätter bekannt. Der kleine Strauch der Sorbus reducta oder Zwergvogelbeere, der kaum über 30cm hoch wird, verleiht sogar dem kleinsten Garten rote und violette Herbstfarben, sowie weiße Früchte. Dies ist die Jahreszeit der Hagenbutten und Beeren sowie die der schönsten Heckenrose, der Rugosa oder Apfelrose, die scharlachrote

Hagenbutte, die Früchte in der Größe
von kleinen Tomaten hervorbringt.

Herbstzwiebeln

Blühende Herbstzwiebeln sind nicht so
bekannt wie die Frühlingszwiebeln mit
Ausnahme von Zyklamen, die anfangs
Herbst Rosa und Weiß blühen. Eine der
schönsten Zwiebeln ist die Garten-
Amaryllis, die Nerine bowdenii, die
robust und einfach zu halten ist. Sie
bringt mehrere der zerbrechlichsten rosaroten Blüten hervor, die sich an den Spitzen nach innen wölben.

Unter den herbstblühenden Staudenrabatten sind auch die Japanische Anemonen,
deren Blüten von Weiß bis cremefarben,
von Rosa bis Rot sind. Glattblattastern
sind auch begehrt. Besonders schön ist
die Aster Frikartii, deren Blüten ein kräftiges Lavendelblau aufweisen. Und
schließlich blühen noch die Chrysanthe-
men in einem Meer von Aprikose, Bron-
ze, Weiß, Gelb, Rosa und Rot.

FARBTHERAPIE

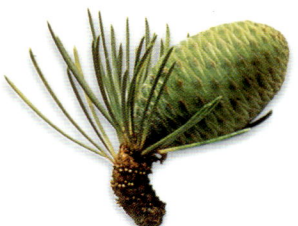

Beeren und Tannenzapfen
Es gibt weniger Blumen im Winter, dafür Beeren und Tannenzapfen in Hülle und Fülle.

DER GARTEN IM WINTER

Im Winter scheint alles zum Stillstand zu kommen: Die Erde wird hart und mit Frost überzogen und der Schnee setzt sich darauf an. Die Staudenrabatten sind abgestorben, die Laubbäume und Sträucher lassen ihre Blätter fallen. Die Tiere sind im Winterschlaf und die Tage werden kürzer und dunkler.

Winterfarbe

In dieser Jahreszeit gibt es keine farbig blühenden Blumen im Garten, aber das unterschiedliche Grün der Koniferen und das Rot und Gelb der Beeren gewisser Sträucher setzen willkommene Farbtupfer. Die kahlen schwarzen Silhouetten der Bäume bilden mit dem Weiß des Himmels und des Schnees einen starken Kontrast.

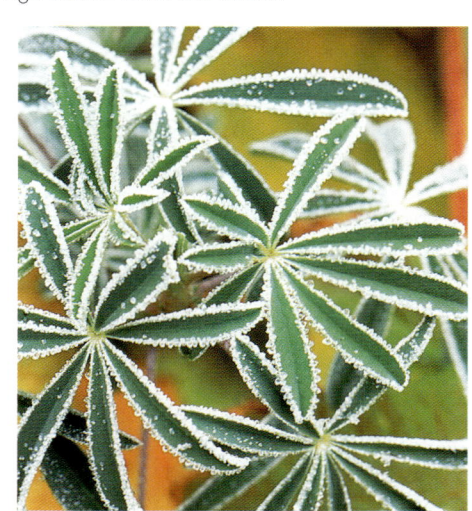

Frost
Winter hat seine eigene Schönheit wie diese von Frost umrandeten Blätter.

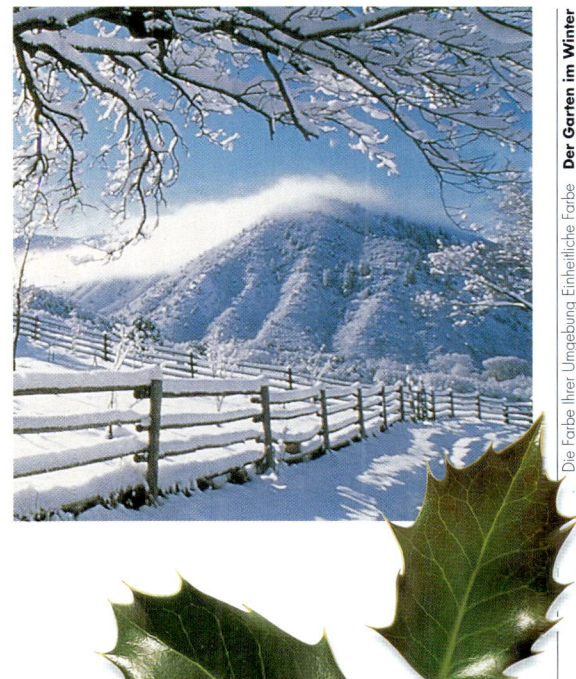

Winterlandschaft

Das Weiß des Schnees und das Dunkel der Erde geben der Winterlandschaft scharfe, klar definierte Konturen.

Ruhiger treten

Der Winter ist die Zeit, um sich zurückzuziehen, sei es vor ein fackelndes Feuer im Ofen oder bei einem Spaziergang durch die verschneite Landschaft. Es ist eine Zeit, um Energie zu sparen, so wie es die Tiere und Pflanzen, die uns umgeben, auch tun, bis die Sonne im Frühling wiederkehrt.

Stechpalme

Die Stechpalme bringt festliches Grün ins Haus.

Pflanzen und Blumen für den Winter

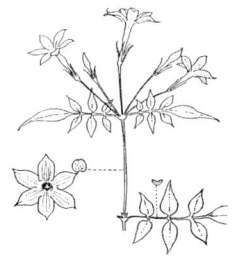

Hervorragend
*Farbe sticht im Winter besonders
hervor, da sie in dieser Jahreszeit rar ist.*

Die kalte klare Luft des Winters wird von den großen weißen oder cremefarbigen Blumen des Geißblatts und der Seidelbast, deren rosaviolette Blüten zu schwarzen Früchten werden, und der Schneeball „Dawn", dessen rote Knospen sich zu weißen mit Rosa durchzogenen Blüten öffnen. Der Winterjasmin erhellt mit seinen großen gelben Blüten den Winter; am besten wird er einer Wand oder einem Rankengitter entlang hochgezogen. Die immer-grüne Klematis blüht auch den ganzen Winter über mit weißgelben Blumen. Die Farben des Winters spiegeln sich auch im Weiß, Hell- und Dunkelgelb, Blau, Malve und Violett der Krokusse, sowie den winterharten Stiefmütterchen, deren Farbe von weiß bis dunkelrot variiert, wider. Mahonien fallen für ihr immergrünes Blätterwerk auf. Eine der schönsten ist die Japanische Mahonie, deren steife glänzende Blätter von Trauben kleiner gelber Blüten ergänzt werden. Diese Mahonie blüht den ganzen Winter hindurch und trägt Violette oder schwarze Beeren.

Stechpalme und Efeu

Der Mangel an farbigen Blumen im Winter wird zum Teil von den Beeren, die von verschiedenen Sträuchern hervorgebracht werden, wettgemacht. Die Beeren des Feuerdorns, der beinahe überall wächst, leuchten den ganzen Winter über in Rot, Orange und Gelb. Andere beerentragende Sträucher sind die Cotoneaster und die Stechpalme, die mit dem größten Winterfest assoziiert wird: Weihnachten. Es gibt viele Arten von Stechpalmen mit unterschiedlichen Blättern, von großen glänzenden zu stachellosen immergrünen bis hin zu buntscheckig goldigen. Wir stellen uns die Beeren rot vor, aber sie können auch gelb sein.

Im Winter zeigt der Efeu, was in ihm steckt. Seine Blätter sind überall und variieren in bunt gemischten Farben: Grün, gelb, silbern, grau und weiß. Sie passen gut zur Stechpalme und werden im englischen Weihnachtslied „The Holly and the Ivy" geehrt. Ohne diese beiden getreuen Pflanzen wäre Weihnachten nicht Weihnachten.

Nieswurz

Eine gute Sorte von Nieswurz für den Winter ist die Christrose. Sie wächst an schattigen Standorten und erhellt diese mit ihren großen weißen Blüten mit den goldenen Stempeln von der Mitte des Winters bis anfangs Frühling.

LITERATUR

ANDERSON, MARY, *Colour Healing*, The Aquarian Press, 1979

CAYCE, EDGAR, *Auras, An Essay on the Meaning of Colours*, A.R.E Press, 1973

CHIAZZARI, SUZY, *Das große Farbenbuch*, Goldmann, 1998

DALICHOW, IRENE und BOOTH, MIKE, *Aura-Soma*, Droemer Knaur., 1996

GIMBEL, THEO, *Healing Through Colour*, The C.W. Daniel Company Ltd., 1980

GIMBEL, THEO, *Heilen mit Farbe*, AT Verlag, 1993

GRAHAM, HELEN, *Healing with Colour*, Newleaf, 1996

HOLBECHE, SOOZI, *The Power of Gems and Crystals*, Piatkus, 1989

KELLY, JOHN, *The All-Seasons Garden*, Windward, 1987

LACY, MARIE LOUISE, *Know Yourself Through Colour*, The Aquarian Press, 1989

LACY, MARIE LOUISE, *The Power of Colour to Heal the Environment*, Rainbow Bridge Publications, 1996

OUSELEY, S.G.J., *Colour Meditations*, L.N. Fowler & Co. Ltd., 1949

POLUNIN, MIRIAM, *Healing Foods*, Dorling Kindersley, 1997

SUN, HOWARD UND DOROTHY, *Neuer Schwung durch Farbe*, Bauer Verlag, 1998

VERNER-BONDS, LILIAN, *Colour*, Southwater, 1999

WALL, VICKY, *The Miracle of Colour Healing*, Thorsons, 1995

WAUTERS, AMBIKA and THOMPSON, GERRY, *Principles of Colour Healing*, Thorsons, 1997

WILLS, PAULINE, *Working With Colour*, Hodder & Stoughton, 1999

ADRESSEN

DEUTSCHLAND
Aura-Soma Germany
Iris Rebilas/Constanze
Sträter
Gohrstrasse 24
40480 Heiligenhaus
DEUTSCHLAND
Telefon : 02056 - 93140
Telefax : 02056 - 931444

OSTERREICH
Aura-Soma Austria
Hanni Reichlin-Meldegg
Silbergasse 45/1
A-1190 Wien
OSTERREICH
Telefon : +43 1 3688787
Telefax : +43 1 38687874

SCHWEIZ
Aura-Soma Schweiz
Chrüter Drogerie Egger
Unterstadt 281
8200 Schaffhausen
SCHWEIZ
Telefon : +52 624 5030
Telefax : +52 246457

Aura-Soma Center
Sylvia Elsener

Zürichstr.12
CH-8134 Adliswil
SCHWEIZ
Telefon : 0041 1 710 52 32
Telefax : 0041 1 710 02 32

ENGLAND
The Hygeia College of
Colour Therapy
Brook House
Avening
Tetbury
Glos.
GL8 8 NS
UK
Tel: 01453 832150
Fax: 01453 835757
Website:
www.rowantree.co.uk/info
/hygeia

USA
Aura-Soma US Inc
Will and Trish Hunter
PO Box 1688
Canyon Lake
TX-78130
USA
Tel: 001 210 935 2355
Fax: 001 210 935 2508

Index

DANK

Mein Dank geht an: Dolores für alles, was sie mir über die Jahre beigebracht hat; meine Schwestern Felicité und Zena für ihre Hilfe;
und Anne, für ihre köstlichen Rezepte aber vor allem auch für ihre Unterstützung. Der Herausgeber dankt: Helene Enahoro, Ian Louis-Fernand, Helen Furbear, Elizabeth Gough, Tara Grant, Emma Hockridge, J. Kinchett, Ben Lacey, Karen Legg, Kay Macmullan, Janina Sanders, Lorraine Torres für die Hilfe bei den Photographien.

DANK BILDER

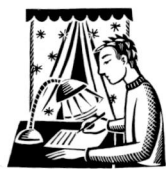